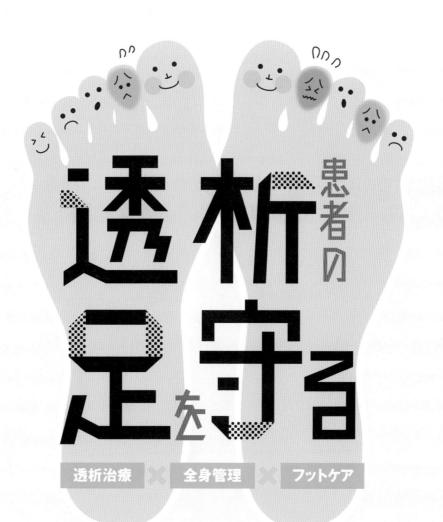

患者の透析足を守る

透析治療 × 全身管理 × フットケア

監修 小林修三

編著 日髙寿美
愛甲美穂

照林社

透析患者さんの"歩ける足"を救うことは、"命を守る"こと
その人らしく生きるための支援に必要な知識をまとめました

　わが国の透析患者数の伸びは鈍化しているものの、いまだに増加傾向であり、2018年末の時点で国民372人に１人が透析患者さんです。透析患者さんの平均年齢は68.8歳で、透析患者数の増加は主に70歳以上の方々の増加によります。このように透析患者さんの高齢化は顕著となり、さまざまな動脈硬化性疾患の合併頻度が高くなっています。

　糖尿病の有無にかかわらず慢性腎臓病が末梢動脈疾患（PAD）発症の独立した危険因子であることは広く知られるようになりました。新規に透析導入になった腎不全患者の25％にすでにPADがみられ、透析期間の平均が約７年の集団では40％にその合併がみられるなど、PADは透析患者さんにとってcommonな疾患となっています。そしてPADが進行し、包括的高度慢性下肢虚血（CLTI）に至り、さまざまな集学的治療を行っても管理不能な感染や安静時疼痛のため下肢大切断を余儀なくされると、１年生存率が50％という非常に厳しい現実があります。そのためPADを早期に発見し、全身管理を行うとともにフットケアも行う必要があります。そして、忘れがちですが、透析が十分にできているのかを改めて見直さないといけません。

　本書は、湘南鎌倉総合病院で透析患者さんのPADをはじめとする足病の診療やケアに実際に従事している仲間たちと作りました。日々の診療で忙しいなか、みなさん協力してくれて、感謝しています。

　ひと言で「透析をやっている」というのではなく、どのような透析治療なのか、ダイアライザーの選択、血液透析濾過（HDF）や長時間透析、家庭透析、そして腎移植を含め、腎代替療法を見直す必要があります。2021年春には、保険収載予定の新しいLDLアフェレシスカラムの登場により、高脂血症の有無にかかわらず血行再建術不適応な虚血性潰瘍に対しアフェレシス治療ができるようになります。再生医療も進んできています。そして、そもそもの血圧管理や薬物療法、栄養管理、リハビリテーションは基本的に重要です。本書に「透析治療×全身管理×フットケア」というサブタイトルを追加したのはそのためです。本書の構成は大きく３つに分かれており、最初（Part1）は足を守るための（＝命を守るための）透析管理の基礎知識について述べ、次（Part2 〜 Part5）に透析患者の足病の検査、アセスメント、フットケア、チーム医療などについて解説し、最後（Part6）は症例に向き合った時にどう考えて何をするか、についてまとめてみました。

歩行ができるということは、自らが主体的に行きたいところへ歩いていき、さまざまな人と出会い、新しい気づきを得て、自分なりの価値観を形成し、自尊心や自己効力感を育むことができることを意味します。透析患者さんの"歩ける足"を救うことは"命を守る"ことです。最期の時までその人らしく生きるためにできることはないか、本書がその道しるべになるならば、それが何よりの喜びです。

　2020年はナイチンゲールの生誕200周年にあたります。彼女はクリミア戦争中、陸軍野戦病院に赴任しました。そこで、傷病兵の死亡率が高い理由として、病院の不衛生が大きな原因であると考え、病院内の衛生管理を行うことで、死亡率を42％から3か月で5％まで低下させています。個々の症例を経験しながら、その奥にある多くの患者さんに共通する問題を認識し対処する、また、統計学を用いてそれを視覚的にわかりやすく普遍的なものにしていくことの重要性を教えてくれています。私たちの日々行っている医療が多くの同じ苦しみをもつ患者さんのために役立ち、体系化されていくために、常に努力が必要です。

　ナイチンゲールが1本の蝋燭に明かりを灯し見てまわり、傷病兵に安心を与えたように、私たちも透析患者さんの足を見て守ることにより、その人らしく生きるための支援ができればと考えます。

　最後に、このような本の企画を実現させてくれた小林修三先生、私たちの病院のフットケアを推進し、かつこの本の構成を一緒に考えてくれた愛甲美穂フットケア指導士、臨床でお忙しい中、たくさんの素敵なイラストを描いてくださった当院形成外科の上田百蔵先生、文章全体を読んでわかりやすいものにしてくれた照林社の鈴木由佳子さんに心より感謝申し上げます。

2020年12月

日髙　寿美

(CONTENTS)

装丁：杉本ひかり　本文デザイン：杉本ひかり　本文イラスト：わたなべじゅんじ
DTP製作：株式会社明昌堂

〔 編著者一覧 〕

監修

小林修三　　　湘南鎌倉総合病院 院長代行／腎臓病総合医療センター長

編集

日髙寿美　　　湘南鎌倉総合病院腎臓病総合医療センター 主任部長
愛甲美穂　　　湘南鎌倉総合病院血液浄化センター フットケア指導士

執筆（執筆順）

日髙寿美　　　湘南鎌倉総合病院腎臓病総合医療センター 主任部長
西村彰紀　　　湘南鎌倉総合病院リハビリテーション科 副室長
鈴木洋行　　　湘南鎌倉総合病院腎臓病総合医療センター 腎免疫血管内科 部長
石岡邦啓　　　湘南鎌倉総合病院腎臓病総合医療センター 血液浄化部 部長
持田泰寛　　　湘南鎌倉総合病院腎臓病総合医療センター 腎免疫血管内科 部長
大塚秀人　　　湘南鎌倉総合病院薬剤科 腎臓病療養指導士
伊藤典子　　　湘南鎌倉総合病院栄養管理センター 主任 腎臓病療養指導士
愛甲美穂　　　湘南鎌倉総合病院血液浄化センター フットケア指導士
岩永洋平　　　湘南鎌倉総合病院形成外科
高見佳宏　　　湘南鎌倉総合病院形成外科 部長
拜原睦美　　　湘南鎌倉総合病院血液浄化センター 副主任
五十嵐愛子　　湘南鎌倉総合病院血液浄化センター フットケア指導士
守矢英和　　　湘南鎌倉総合病院腎臓病総合医療センター 腎免疫血管内科 部長
権　知華　　　湘南鎌倉総合病院形成外科
飛田一樹　　　湘南鎌倉総合病院循環器科 医長
磯貝尚子　　　湘南鎌倉総合病院外科 部長
岡　真知子　　湘南藤沢徳洲会病院腎臓内科 部長
桃井　歩　　　湘南鎌倉総合病院薬剤科
大竹剛靖　　　湘南鎌倉総合病院 副院長／再生医療科 部長
真栄里恭子　　東京西徳洲会病院腎臓内科 部長／血液浄化センター長
上田百蔵　　　湘南鎌倉総合病院形成外科 医長
山下昭二　　　湘南鎌倉総合病院血液浄化センター 師長
古田直幹　　　湘南鎌倉総合病院血液浄化センター看護部

メディカルイラスト作成

上田百蔵　　　湘南鎌倉総合病院形成外科 医長

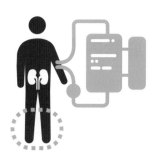

PART 1

透析患者の足を守るための
基礎知識

- ・透析患者と動脈硬化
- ・透析患者の足病変の特徴
- ・足の解剖・生理
- ・動脈硬化を防ぐ透析診療と全身管理

①血液透析（HD）　　⑤足の感染管理
②血液濾過透析（HDF）　⑥薬物療法
③腹膜透析（PD）　　⑦栄養管理
④血圧管理と足病変　　⑧リハビリテーション

透析患者と動脈硬化

透析患者の足病変は、足の局所の問題だけでなく全身疾患の一症状であることが多いです。足病変を生ずる大きな原因として末梢動脈疾患（peripheral arterial disease：PAD）が挙げられます。PADは動脈硬化の1つの現れであり、「透析患者ではなぜ動脈硬化が進行しやすいのか」という問題から考えてみましょう。

動脈硬化は、血管内皮に生じる微細炎症

　透析期間が長くなるにつれ、動脈硬化が進行し、冠動脈疾患や大動脈弁狭窄症、脳梗塞、そしてPADの合併頻度が高くなります。しばしば透析中の血圧維持が困難となり、十分に透析をできない状況となります。それにより尿毒症性物質の除去が不十分で、炎症性サイトカインが誘導され、微細炎症をさらに増悪させます[1]。

　そのような状態では栄養摂取も不十分で、やせが目立ち、サルコペニア・フレイルの状態になり、身体を動かすことが困難となります。動かない（動けない）ため側副血行路の発達も期待できず、ますますPADは進行します。このような悪循環に入ってしまうと、患者さんのQOL（quality of life：生活の質）だけでなく生命予後まで悪化します。

▶サルコペニア・フレイル→p.42

● 動脈硬化の病態と進行イメージ

動脈硬化の進行

酸化ストレス	プラーク形成	プラーク破裂	血栓形成

血栓

プラーク

血管内皮障害により変性LDLが蓄積し、泡沫細胞が形成

泡沫細胞の増加によりプラークを形成

カルシウム沈着により石灰化が進行した隆起性病変を形成。崩壊し、プラークが破裂

プラーク破裂に伴い、血栓を形成

Point 2 透析患者は動脈硬化が加速度的に進む

　透析患者では、大きく分けて3種類の危険因子をもつため、動脈硬化が加速度的に進行するといわれます[2]。1つは高血圧や糖尿病、加齢などの古典的な危険因子、2つ目はカルシウム・リン代謝異常、尿毒症物質の蓄積など腎不全に関する危険因子、そして3つ目は透析中の血圧変化、透析での栄養素喪失による栄養不良など、透析に関連する危険因子です。

　血管内皮機能の異常と炎症性サイトカインの放出が起こり、動脈硬化が進行します。特に、血液透析患者では透析ごとに異物であるダイアライザーや血液回路と触れることにより、微細炎症や酸化ストレス、サイトカインの増加や血管内皮障害が起こりやすくなります。

◉ 透析患者における動脈硬化進展の危険因子とその病態

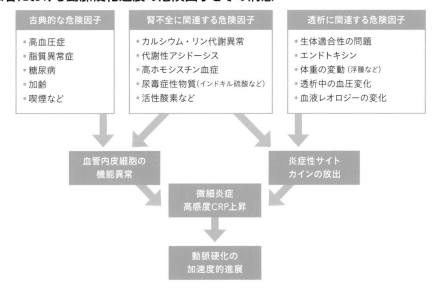

Nusair MB, Rajpurohit N, Alpert MA. Chronic inflammation and coronary atherosclerosis in patients with end-stage renal disease. *Cardiorenal Med* 2012; 2: 117-124. より改変のうえ引用

　さらには血管内皮前駆細胞（endothelial progenitor cell：EPC）数が透析患者で著減しています[3]。EPCは強い血管新生作用を有して下肢虚血を改善することが知られ、近年ではEPCと考えられている末梢血由来CD34陽性単核球細胞を虚血肢に注入する再生医療が脚光を浴びています。インドキシル硫酸など通常の臨床検査では検査されていない尿毒症物質が、EPC数減少と関連しているといわれます。尿毒症物質はタンパクと結合しているため、現行の透析治療では十分除去できないことが原因です。

　このように複合的な要素で透析患者の動脈硬化・PADは進行しやすいと考えられます。

透析患者は多血管病である

　PADを有する透析患者では、下肢動脈だけでなく他の血管病変の有無にも注意が必要です。PADを有する透析患者の心血管障害合併頻度は約50％、脳血管障害は約20〜30％と高頻度にみられ[4]、多血管病（polyvascular disease）であることがわかります。

　心血管障害や脳血管障害を合併する頻度は、重症下肢虚血（critical limb ischemia：CLI）に至っていないPAD患者でも同様であり、PADと診断された場合には他の動脈硬化性血管障害合併の有無も評価する必要があります。

●PADの有無別の腎機能で分類した心血管関連入院累積発生率

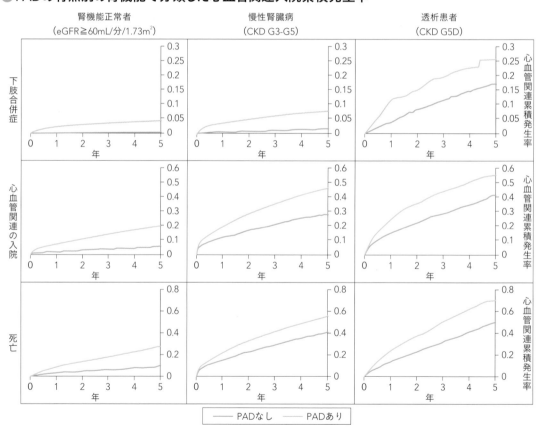

・2007〜2014年の医療請求に基づくカナダの検討では、成人453,573人のうち20,600人（4.5％）がPADで入院していた。

・腎機能正常者（eGFR＞60mL/分/1.73m²）、慢性腎臓病（chronic kidney disease：CKD G3-G5）、透析患者の3つのカテゴリーに分けて、PADの有無で心血管イベント（心筋梗塞、脳卒中、不安定狭心症、うっ血性心不全）の累積発生率を調べたところ、どの腎機能のカテゴリーにおいてもPAD群で心血管イベント累積発生率が高く、特に透析患者は心血管イベント累積発生率が高い結果だった。

Bourrier M, Ferguson TW, Embil JM, et al. Peripheral artery disease: its adverse consequences with and without CKD. *Am J Kidney Dis* 2020; 75: 705-712. より引用

CLIとCLTI

CLIという用語は、救肢のためには早急な血行再建が必要と判断される病状を示します。しかし、虚血だけでなく、組織欠損、感染、神経傷害など、下肢切断リスクを有し、治療介入が必要な下肢の総称として、CLTI（chronic limb threatening ischemia：包括的高度慢性下肢虚血）が近年提唱されました。

透析患者100人中、40人がPADを合併

透析患者は透析に至る前の保存期腎不全のときから動脈硬化が進行しており、腎機能障害じたいがPADの独立した危険因子といわれ[6]、透析患者にPADの合併は多いです。

皮膚灌流圧（skin perfusion pressure：SPP）が50mmHg未満をPADと定義して調べた際の、導入期透析患者のPAD合併頻度は21.1%でしたが[7]、透析期間が平均6.8年になると、PADの合併頻度は41.4%でした[8]。すなわち、100人の透析患者がいれば40人はPADを有するということになります。

▶SPP→p.60

下肢切断に至るケースは増加傾向

PADが進行し、安静にしていても下肢の疼痛が著しく薬物療法で管理できない激しい疼痛がある場合や、下肢の潰瘍・壊疽を生じ、抗菌薬やデブリードマンで感染コントロールできず敗血症管理ができない場合には、やむなくさまざまなレベルでの下肢切断術が行われます。

日本透析医学会の統計調査によると、2004年には下肢切断術を受けた透析患者は約3,900人（2.2%）でしたが、2016年には約9,300人（3.9%）と増加傾向にあります。そのうち糖尿病透析患者では切断の有病率が7.6%であるのに対し、非糖尿病患者のそれは1.6%であり、下肢切断にまで至るケースは糖尿病患者が多いといえます。

下肢切断に至ると、1年生存率が51%、5年生存率が14%と生命予後が非常に不良であり[9]、PADの早期発見とその対応が重要であることがわかります。死亡に至る原因としては、敗血症を含む感染症と心血管障害や脳血管障害が多いです。

● 透析患者の四肢切断率（有病率）～日本透析医学会データ～

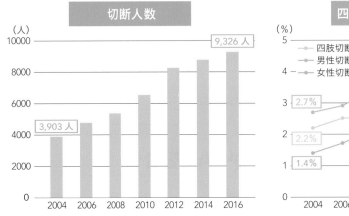

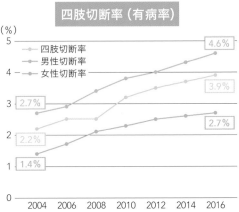

▶ 下肢切断→PART5

（日髙寿美）

引用文献

1）Ross R. Atherosclerosis—an inflammatory disease. *N Engl J Med* 1999; 340: 115-126.

2）Nusair MB, Rajpurohit N, Alpert MA. Chronic inflammation and coronary atherosclerosis in patients with end-stage renal disease. *Cardiorenal Med* 2012; 2: 117-124.

3）Ohtake T, Mochida Y, Ishioka K, et al. Autologous granulocyte colony-stimulating factor-mobilized peripheral blood CD34 positive cell transplantation for hemodialysis patients with critical limb ischemia: a prospective phase II clinical trial. *Stem Cells Transl Med* 2018; 7: 774-782.

4）Ohtake T, Oka M, Ikee R, et al. Impact of lower limbs' arterial calcification on the prevalence and severity of PAD in patients on hemodialysis. *J Vasc Surg* 2011; 53: 676-683.

5）Bourrier M, Ferguson TW, Embil JM, et al. Peripheral artery disease: its adverse consequences with and without CKD. *Am J Kidney Dis* 2020; 75: 705-712.

6）O'Hare AM, Vittinghoff E, Hsia J, et al. Renal insufficiency and the risk of lower extremity peripheral arterial disease: results from the Heart and Estrogen/Progestin Replacement Study (HERS). *J Am Soc Nephrol* 2004; 15: 1046-1051.

7）Ishioka K, Ohtake T, Moriya H, et al. High prevalence of peripheral arterial disease (PAD) in incident hemodialysis patients: screening by ankle-brachial index (ABI) and skin perfusion pressure (SPP) measurement. *Renal Replacement Therapy* 2018; 4: 27.

8）Okamoto K, Oka M, Maesato K, et al. Peripheral arterial occlusive disease is more prevalent in patients with hemodialysis: comparison with the findings of multidetector-row computed tomography. *Am J Kidney Dis* 2006; 48: 269-276.

9）Aulivola B, Hile CN, Hamdan AD, et al. Major lower extremity amputation. *Arch Surg* 2004; 139: 395-399.

透析患者の足病変の特徴

透析患者のPADを含めた足病変の特徴はいろいろあります。食事療法や薬物療法で血圧、カルシウムやリン、副甲状腺ホルモンの管理を行う以外に、尿毒症物質をできるだけ除去できるような透析療法の工夫が重要です。そして、早期発見に努め、また患者さんのセルフケア支援を行っていく必要性があります。

 PADの症状が出にくい

透析患者は歩行距離が短く、間欠性跛行などPADの症状が出にくく、突然重症下肢虚血（CLI）で発症することが多いです。そのためPADを見落とさないよう、足関節／上腕血圧比（ankle-brachial pressure index：ABI）や足趾／上腕血圧比（toe-brachial pressure index：TBI）、皮膚灌流圧（skin perfusion pressure：SPP）などのスクリーニング検査を定期的に実施し、早期診断に努める必要があります。

◉ 透析患者のPADを含めた足病変の特徴

- 膝関節以下の末梢動脈にPADが起こることが多い
- 血管の石灰化が著明である
- 血管内治療やバイパス術が困難である
- 血管内治療で狭窄・閉塞が解除されても、すぐ再閉塞しやすい
- PADだけでなく、心血管障害・脳血管障害を合併しやすい
- 関節症などのため歩行距離が短く間欠性跛行の症状が出にくい
- 低栄養・免疫不全のため、創傷治癒が遅れる
- 体液過剰で浮腫を生じやすく、創傷治癒が遅れる
- 血液透析で除水するたびに末梢循環が悪化する可能性がある
- 尿毒症性物質の蓄積により掻痒感が強く、皮膚の障害が起きやすい
- 足底の角化が著明で皮膚の亀裂を生じやすい
- まれに広範囲の細小血管の石灰化と閉塞による皮膚潰瘍を生じ、予後不良であるカルシフィラキシス（calciphylaxis）を発症する
- CLIの透析患者では、救肢できても生存率が不良である
- CLIの透析患者の死因は、感染症と心血管障害によるものが多い

なお、注意点として、スクリーニング検査のABIは0.9未満がPADと一般的に考えられることが多いですが、特に透析患者の場合は血管石灰化が著明で血管が硬いため、カットオフ値を0.9とすると、特異度は高いが感度が落ちてしまいます。透析患者のABIの正常範囲は1.02〜1.42と右に変位しています[1]。また、ABIだけではPADの合併を見落としやすいため、TBIやSPPなどより下肢末梢の血流を評価することが重要です。

▶ABI→p.58／TBI→p.59／SPP→p.60

下腿・足部動脈の狭窄・閉塞したoutflow型が多い

PADは総腸骨動脈から浅大腿動脈領域で狭窄・閉塞を起こすinflow型と、下腿から足部にかけての動脈が狭窄・閉塞を起こすoutflow型に大きく分けられます。inflow型は間欠性跛行で発症することが多いですが、outflow型は間欠性跛行が現れず潰瘍・壊疽で発症することが多く、透析患者では下腿・足部動脈の狭窄・閉塞したoutflow型が多いといわれています[2]。

● PADの分類

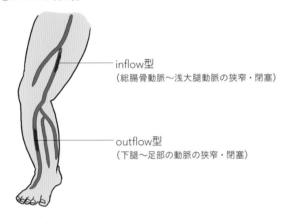

inflow型
（総腸骨動脈〜浅大腿動脈の狭窄・閉塞）

outflow型
（下腿〜足部の動脈の狭窄・閉塞）

さらに、足部では前脛骨動脈からの足背動脈と後脛骨動脈からの足底動脈とが吻合して次ページの血管造影像Bのように足底動脈弓を形成し、血行を維持していますが、腎不全患者では次ページの血管造影像Aのように足底動脈弓の閉塞がしばしば認められます。足底動脈弓の閉塞には糖尿病ではなく、進行した腎不全が独立した危険因子でした[3]。したがって、病変部位が末梢で血管が細いため、血管内治療やバイパス手術が難渋し、また、下腿動脈以下の病変に血管内治療を行っても、3か月で70%が、1年で80%が再狭窄するという報告もあります[4]。

▶ 血管内治療→p.110
▶ バイパス術→p.114

● 足部の血管造影像

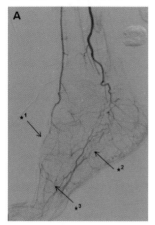 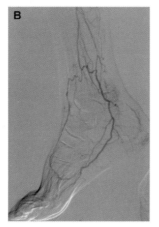

足背動脈の閉塞（★1）
足底動脈外側枝の閉塞（★2）
足背—足底動脈弓の閉塞（★3）

正常な足部血管造影像　動脈や動
脈弓が開存している所見

Haine A, Haynes AG, Limacher A, et al. Patency of the arterial pedal-
plantar arch in patients with chronic kidney disease or diabetes mellitus.
Ther Adv Cardiovasc Dis 2018; 12: 145-153. より引用

血管石灰化の程度が重症度や治療に影響

　透析患者では動脈の石灰化が顕著にみられます。腎不全では動脈内膜の粥状硬化による狭窄・
閉塞のほかに、中膜のメンケベルグ型石灰化も顕著であり、動脈の弾性を失わせ脈圧が増大し、
それにより心臓の後負荷が増大し、微小循環障害をまねきます[5]。

　浅大腿動脈や下腿動脈の血管石灰化の程度がPADの有無やその重症度と強く相関し[6]、この
著明な血管石灰化によっても血管内治療やバイパス手術が困難となります。

感染防御機能が低下している

　足の壊疽は敗血症などをきたし、生命にかかわります。同時に、局所では直接組織を破壊し、
滲出液による浮腫・腫脹も加わり、組織の圧を高め動脈を圧迫し血流遮断し、いわゆるコンパート
メント症候群を呈する可能性があります。

　さらに、透析患者では感染防御機能が低下しています。さまざまな尿毒症性物質が好中球遊走
能を低下させ、透析患者に易感染性をもたらすことが報告されています[7]。そのため、創がある
場合には必ず感染の可能性を考慮し治療にあたり、また骨髄炎などの合併がないかどうか、適宜
X線検査やMRI検査を行う必要があります。

▶画像検査→p.62

Point 5 糖尿病腎症では末梢神経障害（PN）を認めることが多い

　糖尿病腎症で透析に至った患者さんの場合にはさらに注意が必要です。糖尿病に罹患し約10年で、半数の人に遠位多発神経障害（末梢神経障害、peripheral neuropathy：PN）が認められます。末梢神経障害は①自律神経障害、②運動神経障害、③知覚神経障害に分けられます。

末梢神経障害が起こると…

①自律神経障害

● 自律神経が足趾と足底の皮下にある小動脈から小静脈へ流れる動静脈シャントの血流を調整し、体温調整を担っている。自律神経障害により動静脈シャントが常に開いた状態であると、皮膚への血流が障害され、深部の皮下から骨への血流過剰をまねき、骨破壊をきたし、シャルコー足変形をもたらす。

● 自律神経障害による発汗減少で、乾燥から亀裂を生じやすくなり、創傷ができた場合にも治癒が遅延する原因となる。

②運動神経障害

● 運動神経障害で中足骨間の虫様筋と骨間筋が麻痺すると、ハンマートウ足変形やクロウトウ足変形をきたす。

③知覚神経障害

● 知覚神経障害があると低温熱傷など受傷の機会が増える。

● 疼痛を感じないため受療行動も遅れがちになり、治療開始が遅れてしまう。

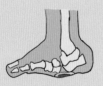

シャルコー足変形

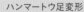

ハンマートウ足変形

クロウトウ足変形

Point 6 皮膚障害を起こしやすい

透析患者は皮膚障害を起こしやすく、60〜80%の患者さんで皮膚掻痒症を合併します。かゆみは夜間の不眠などQOLを低下させます。

● 透析患者の皮膚掻痒症の原因

①腎不全・透析に起因する異常	● 尿毒症物質の蓄積 ● 二次性副甲状腺機能亢進症（皮膚への異所性石灰沈着をきたす原因となる） ● 透析膜による補体の活性化 ● ヒスタミン、サブスタンスPなどのメディエーターの放出
②皮膚の乾燥を主とする皮膚の異常	● 透析患者は高齢者が多い ● 皮脂膜の形成が不十分で皮膚が乾燥しドライスキンとなる（透析による除水や水分摂取制限のため、角層内の水分が減少、皮脂腺や汗腺が萎縮する） ● 透析患者では皮膚が過敏となり、かゆみの閾値を低下させる（かゆみを伝える神経線維であるC線維が角層直下まで伸長）
③内因性オピオイドが関与する中枢神経内のかゆみの制御異常	● 透析患者では内因性オピオイドのバランスがくずれている

Takahashi N, Yoshizawa T, Kumagai J, et al. Response of patients with hemodialysis-associated pruritus to new treatment algorithm with nalfurafine hydrochloride: a retrospective survey-based study. *Renal Replacement Therapy* 2016; 2: 27.

● 健康な皮膚と腎不全患者の皮膚の特徴

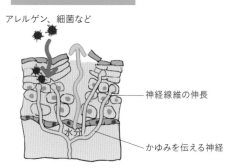

・皮脂、角質細胞間脂質、天然保湿因子が十分に存在
・角層内に多くの水分を保持
・皮膚バリア機能を保持

・皮脂、角質細胞間脂質、天然保湿因子が減少
・角層内の水分が蒸散し、皮膚が乾燥
・皮膚バリア機能が低下
・かゆみを伝える神経線維（C線維）が伸長
・感受性が亢進し、刺激を感じやすい

（日髙寿美）

11

引用文献

1) O'Hare AM, Vittinghoff E, Hsia J, et al. Renal insufficiency and the risk of lower extremity peripheral arterial disease: results from the Heart and Estrogen/Progestin Replacement Study (HERS). *J Am Soc Nephrol* 2004; 15: 1046-1051.
2) Wasmuth S, Baumgartner I, Do DD, et al. Renal insufficiency is independently associated with a distal distribution pattern of symptomatic lower-limb atherosclerosis. *Eur J Vasc Endovasc Surg* 2010; 39: 591-596.
3) Haine A, Haynes AG, Limacher A, et al. Patency of the arterial pedal-plantar arch in patients with chronic kidney disease or diabetes mellitus. *Ther Adv Cardiovasc Dis* 2018; 12: 145-153.
4) Iida O, Soga Y, Kawasaki D, et al. Angiographic restenosis and its clinical impact after infrapopliteal angioplasty. *Eur J Vasc Endovasc Surg* 2012; 44: 425-431.
5) Kobayashi S. Cardiovascular events in chronic kidney disease (CKD)—an importance of vascular calcification and microcirculatory impairment. *Renal Replacement Therapy* 2016; 2.
6) Ohtake T, Oka M, Ikee R, et al. Impact of lower limbs' arterial calcification on the prevalence and severity of PAD in patients on hemodialysis. *J Vasc Surg* 2011; 53: 676-683.
7) Cohen G, Horl WH. Immune dysfunction in uremia -an update. *Toxins (Basel)* 2012; 4: 962-990.
8) Takahashi N, Yoshizawa T, Kumagai J, et al. Response of patients with hemodialysis-associated pruritus to new treatment algorithm with nalfurafine hydrochloride: a retrospective survey-based study. *Renal Replacement Therapy* 2016; 2: 27.

足の解剖・生理

フットケアを学ぶ際に、下肢の解剖、生理を知ることは下肢の構造や機能を理解するために重要です。特に透析患者の身体的特徴は健常人とはかなり異なっています。透析患者に特異的な点も含めて説明します。

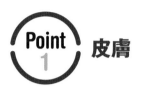

皮膚

　皮膚はヒトの身体を被い、外界との境となっています。外界からの機械的な保護と体温調節、また感覚器として触覚、圧覚、痛覚、温度覚を感受するはたらきを担っています。

　透析患者では皮脂分泌低下による角質水分量の低下、透析による除水などの影響で汗腺の減少や萎縮によって乾燥性皮膚が多くみられます。また、色素の沈着や掻痒などの症状を認めます。

①表皮

　表皮細胞からなり、外層から角質層、透明層、顆粒層、有棘層、基底層の5層の細胞成分にて構成されています。表皮には、皮溝、皮丘（皮櫛）と呼ばれる高まりと溝があり、指紋・掌紋・足紋と呼ばれます。高まりの頂上（皮膚小稜）に汗腺の開口（汗孔）が一列に並んでいます。表皮の厚さは、足背で0.2mmなのに対し、足底は0.6mmときわめて厚くできています。

●皮膚の構造

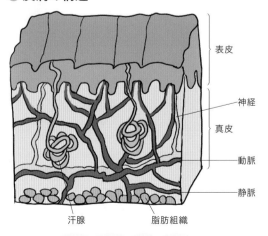

　表皮

　神経

　真皮

　動脈

　静脈

汗腺　　脂肪組織

透析患者は、血流障害によるうっ血、掻痒に伴う掻破や貧血に対して投与される鉄剤の影響などによって色素沈着がよくみられます。

●表皮のターンオーバー

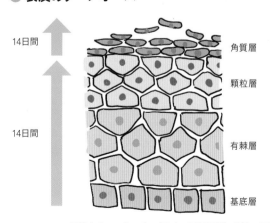

14日間

14日間

角質層

顆粒層

有棘層

基底層

正常なターンオーバー（表皮の回転周期）は約28日

②真皮

　表皮の下にある真皮は、太い膠原線維によって密に織りなされた非常に丈夫な組織層で、固い結合組織層です。

　外層より、乳頭層、乳頭下層、網状層の３層に分けられ、乳頭と呼ばれる多くの突起を出して表皮とかみ合っています。この乳頭には、表皮を養う毛細血管のループを収めているものや、知覚神経の終末が収まっているものがあります。

③皮下脂肪組織

　真皮の下には、膠原線維で非常にゆるく織りなされた皮下組織があります。皮下脂肪層とも呼ばれ、腹膜とともに体内の脂肪の貯蔵所であり、同時に体温調節にも役立っています。

④皮膚付属器

　皮膚付属器は、毛、毛包、脂腺、汗腺、爪により構成されています。

毛　哺乳類の特徴というべき器官で、ヒトでは硬い毛は身体の一部に限られますが、やわらかい毛が全身を覆っています。手掌と足底に毛はありません。

脂腺、毛包　毛包の上部に脂腺と呼ばれるふくらみがあり、その分泌物が毛を潤しています。

汗腺　エクリン腺とアポクリン腺に分かれます。エクリン腺は特に足底・手掌に多くみられ、ほぼ全身の皮膚に分布しています。アポクリン腺は腋窩、乳房、外陰部に認められ、足にはほとんど認めません。

透析患者では汗腺・脂腺が減少し、皮膚が乾燥しやすくなっています。

爪　指先の背面にある角質の板で、表皮が特殊変形をしたものです。爪の根元は爪根と呼ばれ、爪甲の下にある、血管に富んだやわらかな層を爪床と呼びます。爪は爪根に近い領域が細胞分裂により成長することで伸びていきます。爪は１日に0.1〜0.15mmずつ伸びていきます。伸びる速度は加齢とともに遅くなり、その爪甲は肥厚して褐色調に変わっていきます。

◉ 爪の構造

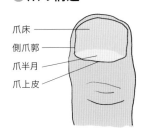

爪床
側爪郭
爪半月
爪上皮

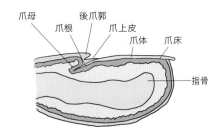

爪母　　後爪郭
　爪根　　爪上皮
　　　　　爪体　爪床

指骨

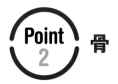

Point 2 骨

　下肢は股関節から膝関節までの大腿部の骨と、膝関節から足関節までの下腿部の骨、そして足首から先の足部の骨に大きく分けられます。ここでは細かな骨が多い足部について説明します。

　足部の骨は手の骨と同じように、足根骨、中足骨、指骨からなり、後足部（距骨、踵骨）、中足部（第1、第2、第3楔状骨、舟状骨、立方骨）、前足部（末節骨、中節骨、基節骨、中足骨）の3つのパーツに分けられます。

◉ 足部の骨

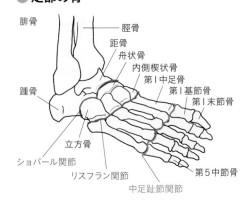

腓骨
脛骨
距骨
舟状骨
内側楔状骨
第1中足骨
第1基節骨
第1末節骨
踵骨
立方骨
ショパール関節
リスフラン関節
中足趾節関節
第5中節骨

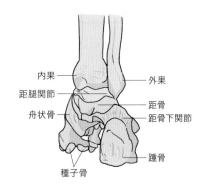

内果
距腿関節
舟状骨
外果
距骨
距骨下関節
踵骨
種子骨

①後足部

　後足部で足首を形成しているのが距骨と踵骨です。

　距骨の下方で特に大きく発達しているのが踵骨で、踵骨の大きな突起にはアキレス腱がつき、直立歩行するヒトに特徴的です。脛骨の下関節面と内果および腓骨外果を関節窩、距骨上面の滑車を関節頭とし距腿関節をつくっています。距腿関節は蝶番関節で、足首の屈伸とわずかな左右へのぐらつき運動が可能となっています。

　距骨の下面と踵骨上前面の間には、距骨下関節があり、内転・外転運動と外返し、内返しを可能としています。

②中足部

　中足部は近位部から横足根関節（Chopart：ショパール関節）があり、外側の踵立方関節、内側の距舟関節の2つからなります。底屈と背屈、外返し、内返しが可能ですが、いずれも小さくしか可動しません。遠位部には足根中足関節（Lisfranc：リスフラン関節）があり、この関節はすべり運動が主で、わずかの底屈と背屈、内転と外転が可能です。

③前足部

　前足部には、中足趾節関節（MTP関節）があります。足の指骨は手に比べると退化しており、第1・2中足間の可動性が制限されているので、握ることはできません。

● 足部の運動方向

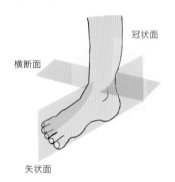

冠状面
横断面
矢状面

屈曲・伸展（MTP）
伸展
0度
屈曲

屈曲・伸展（IP）
0度
伸展
屈曲

矢状面の動き

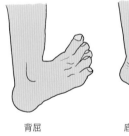

背屈　　　　　　底屈

横断面の動き

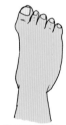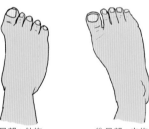

後足部：外旋　　　　後足部：内旋
前・中足部：外転　　前・中足部：内転

前額面の動き

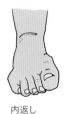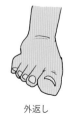

内返し　　　　　　外返し

複合運動

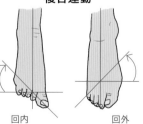

回内　　　　　　　回外

骨・ミネラル代謝異常症 (CKD-MBD)

透析患者の骨は、慢性腎臓病に伴う骨・ミネラル代謝異常症 (chronic kidney disease -mineral and bone disorder：CKD-MBD) という病態があり、線維性骨炎、骨軟化症、混合型病変、無形性骨症などが起こりやすく、骨折や、骨・関節痛などが起こります。また、透析の継続によって、全身性アミロイド症によるアミロイド線維が滑膜や骨に沈着し、骨や関節の症状を引き起こすことが知られています。

 筋腱

　下腿の筋腱は、主として下腿に起始し、足の各部に停止し、伸筋、腓骨筋、屈筋の3群があります。

　足だけで終始している筋腱には、手指と比べると細かな動きはできませんが、関節の安定性を保つアーチ（p.21）に役立っています。

①伸筋

　伸筋は脛骨の稜線のすぐ外側に触れられるもので、その腱は足首の前面で足背から分かれて指の骨につきます。指を伸展させるとともに、足首を背屈させるはたらきをします。また、足の内側縁を持ち上げる作用があります。

②腓骨筋

　腓骨筋は長短2つあり、腓骨から起こって、くるぶしの後から下を回って、足底で中足骨につくため、足の外側縁を持ち上げるはたらきがあります。

③屈筋

　屈筋の主体となるのは、ふくらはぎにある下腿三頭筋で、大腿骨顆部に起始する表層の腓腹筋と、脛骨上部に起始する深層のヒラメ筋が合体し、身体の中で最大最強のアキレス腱を形成して踵骨後方突起に付着します。ヒラメ筋の下には、足趾の屈筋があり、うちくるぶしの後方を通って足趾に付着しています。

● 下腿の筋腱

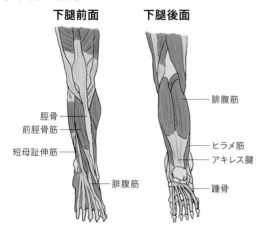

下腿前面

- 脛骨
- 前脛骨筋
- 短母趾伸筋
- 腓腹筋

下腿後面

- 腓腹筋
- ヒラメ筋
- アキレス腱
- 踵骨

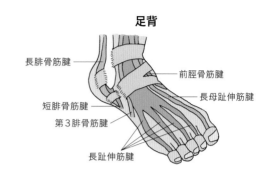

足背

- 長腓骨筋腱
- 前脛骨筋腱
- 短腓骨筋腱
- 長母趾伸筋腱
- 第3腓骨筋腱
- 長趾伸筋腱

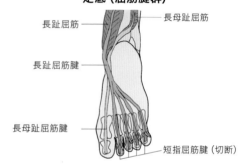

足底（屈筋腱群）

- 長趾屈筋
- 長母趾屈筋
- 長趾屈筋腱
- 長母趾屈筋腱
- 短指屈筋腱（切断）

サルコペニア

透析患者の筋の特徴として、タンパク摂取量の制限や、透析によるタンパクの喪失、慢性炎症、代謝性アシドーシスなどによってタンパク異化亢進状態を引き起こし、質的・量的低下がみられます。筋肉の減少する病態はサルコペニアと呼ばれ、透析患者に対する検討は少ないですが、透析患者ではサルコペニア・フレイルともに非透析患者に比べて頻度は高く、アジア・サルコペニア・ワーキンググループの基準で評価したサルコペニアの有病率（頻度）は、わが国の血液透析患者では40％[1]と報告されています。

▶サルコペニア・フレイル→p.42

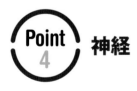

Point 4 神経

　脳や脊髄からの情報は、運動神経を通って筋肉や腺に送られます。また、感覚器からの情報は求心性に脊髄や脳に伝わります。

①下腿の運動神経

下腿の運動神経は、坐骨神経から分岐し、膝窩の少し上方で外側の総腓骨神経と内側の脛骨神経に分かれます。総腓骨神経は、膝窩のやや下方で、浅深の腓骨神経に分かれ、浅腓骨神経は下腿の表層を通って腓骨筋を、深腓骨筋は下腿の伸筋群と足背の筋を支配しています。脛骨神経は、下腿の屈筋である腓腹筋、ヒラメ筋と足底の諸筋を支配しています。

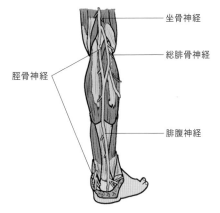

● 下腿の主な運動神経

坐骨神経
総腓骨神経
脛骨神経
腓腹神経

②足部の知覚

足背部の知覚は母趾側の内側を伏在神経、小趾側の外側を腓腹神経が支配し、足背中央の大部分は浅腓骨神経が支配しています。足底部の知覚は母趾側の内側を内側足底神経、小趾側の外側を外側足底神経が支配しています。つちふまずにあたるところは、伏在神経が支配し、踵にあたるところは脛骨神経が支配しています。

● 足部の知覚神経の支配領域

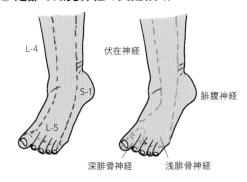

L-4
伏在神経
S-1
L-5
深腓骨神経　浅腓骨神経
腓腹神経

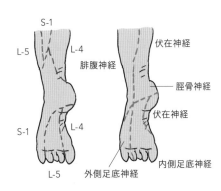

S-1
L-5　L-4
伏在神経
腓腹神経
脛骨神経
伏在神経
S-1　L-4
内側足底神経
L-5　外側足底神経

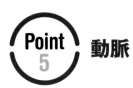

Point
5
動脈

下肢へとつながる動脈は、腹部大動脈から左右の総腸骨動脈に分かれて始まります。総腸骨動脈は、仙骨付近で外腸骨動脈と内腸骨動脈に分かれます。外腸骨動脈はいつくかの動脈に分岐したのち大腿前面部に現れ、総大腿動脈（common femoral artery：CFA）となります。総大腿動脈は、大腿部で深大腿動脈（deep femoral artery：DFA）と浅大腿動脈（superficial femoral artery：SFA）に分かれます。深大腿動脈はいつくかの貫通動脈に分岐します。浅大腿動脈は、

大腿内側から膝関節の後方を通り膝窩動脈になります。

下腿につながった膝窩動脈は、ヒラメ筋腱弓部で前脛骨動脈（anterior tibial artery：ATA）と後脛骨動脈（posterior tibial artery：PTA）に分かれます。下行した前脛骨動脈は足背部の血行を保つためいくつかのパターンで環状動脈と枝分かれしながら、前足部の背側中足動脈とアーチ状の分布となり、足底の動脈と吻合したのち、背側趾動脈となります。後脛骨動脈は、途中で腓骨動脈と分岐したのち、内側足底動脈と外側足底動脈に分かれ足底の血流を保っています。

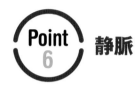 **静脈**

大腿の静脈は大腿動脈に伴って走行し、深部の静脈は動脈に並行して走行し、大腿静脈につながります。大腿の内側から膝窩内側を上行する皮静脈である大伏在静脈は、鼠径部から大腿静脈につながり、腹腔内を通って外腸骨静脈、総腸骨静脈へと上行します。

下肢の静脈は、表層部を走行する皮静脈と動脈と並走する深静脈があります。深静脈は前・後脛骨静脈から膝窩静脈につながっています。皮静脈には内側の足背と足底の静脈網から出て、下腿内側を上行する大伏在静脈と、足背の外側から出て下腿外側を上行する小伏在静脈とに分かれます。皮静脈と深静脈には、豊富な交通枝が至るところにあり、血液の逆流を防ぐために弁が存在しています。この静脈弁に何らかの異常が起こると、下腿の浮腫、うっ血、さらには足・下腿潰瘍を引き起こすことがあります。

●下肢の主な動脈

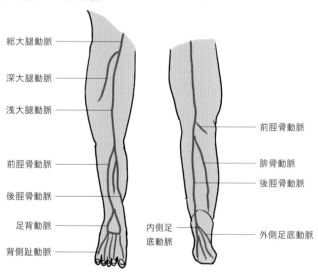

●下肢の主な静脈

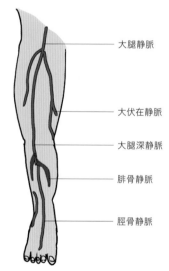

Point 7 骨の配列によるアーチ

　二足直立動物であるヒトの足底には、特有の構造と機能があり、直立歩行によって生じる体重を支えたり、効率のよい歩行や走行を行うための構造学的アーチをなしています。

　足はドーム状を呈する骨の配列によりなり、踵骨、第1中足骨頭、第5中足骨頭の3か所を支持点とし、内側（縦）アーチ、外側（縦）アーチ、横アーチの3つのアーチを形成しています。

　2つの前方支持点A・Bの間には、最も低く短い横アーチ、2つの外側支持点B・Cの間には、長さと高さが中間の外側アーチ、最後に2つの内側支持点C・Aの間には最も長く高い内側アーチが張っており、これは静力学的にも動力学的にも3つの中で最も重要です。

● 足底の3つのアーチ

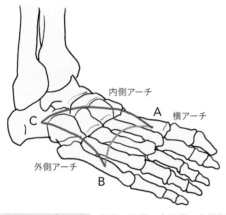
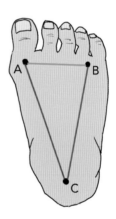

* **内側アーチ（A−C）**：踵骨、距骨、舟状骨、内側楔状骨、第Ⅰ中足骨よりなり、底側踵舟靭帯、骨間距踵靭帯、足底筋膜により支えられている。特に長母趾屈筋は内側アーチのほぼ全体のアーチを形成している。
* **外側アーチ（B−C）**：踵骨、立方骨、第5中足骨よりなり、長足底靭帯により保持され、下腿三頭筋の推力を前足部に伝える。
* **横アーチ（A−B）**：第2中足骨を頂点とし、第Ⅰ〜5中足骨頭間に形成される扁平アーチで保持する靭帯、筋は脆弱である。

（西村彰紀）

引用文献

1）Mori K, Nishide K, Okuno S, et al. Impact of diabetes on sarcopenia and mortality in patients undergoing hemodialysis. *BMC Nephrol* 2019; 20: 105.

参考文献

2）小林修三編：透析患者の末梢動脈疾患とフットケア〜早期発見と治療戦略〜．医薬ジャーナル社，東京，2008.
3）Kapandji AI著：カパンジー機能解剖学 Ⅱ下肢 原著第6版．医歯薬出版，東京，2010.
4）藤田恒夫：入門人体解剖学．南江堂，東京，2000.
5）中村隆一，斎藤宏：基礎運動学 第5版．医歯薬出版，東京，2002.

動脈硬化を防ぐ透析診療と全身管理 ①血液透析（HD）

血液透析を受けている患者さんの動脈硬化の進行は、尿毒素の貯留、慢性的な炎症・酸化ストレス、高血圧、カルシウム（Ca）・リン（P）代謝異常などが関連します。これらの要因に対して管理を行うストラテジーとしては、透析条件の設定、血圧管理、カルシウム・リンの管理、運動療法・食事管理を含めた患者指導があります。

動脈硬化を進行させない透析管理を

　動脈硬化進展の予防に努めることは、患者さんの下肢病変発症・進展予防のみならず、心臓病や脳卒中予防にもなります。食べすぎ・飲みすぎによる体重の増加、高カリウム血症に目を奪われがちですが、長期的視点に立った、血管保護を意識する透析管理をめざしましょう。

◉ 動脈硬化を進行させない透析管理

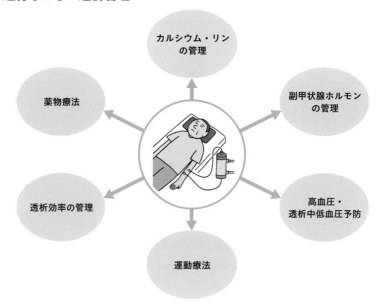

透析条件を正しく設定する

①透析液の選択

透析液のカルシウム濃度は2.5〜3mEq/Lとなっています。カルシウム濃度の高い透析液は異所性石灰化リスクの懸念があります。酢酸不耐症による血圧変動が疑われるときには、個人透析装置を用いて酢酸フリー透析液を用いた透析を考慮します。

②ダイアライザーの選択

基本的に尿毒素物質の除去にすぐれたハイパフォーマンスメンブレンを使用します。

透析膜にはさまざまな素材が使用されています。エチレンビニルアルコール膜（EVAL™膜）は微小循環に及ぼす影響が少ない・活性酸素産生が少ないなどの効果、ポリメチルメタクリレート（polymethyl methacrylate：PMMA）膜は大分子吸着による効果、ビタミンE固定化ポリスルホン（polysulfone：PS）膜は酸化ストレス産生抑制作用などによる効果[1]により動脈硬化予防が期待されます。

ポリアクリルニトリル（polyacrylonitrile：PAN）膜は炎症性物質などの吸着作用があり有用ですが、アンギオテンシン変換酵素（angiotensin converting enzyme：ACE）阻害薬の使用は禁忌です。

③ドライウェイトの設定

ドライウェイト（dry weight：DW）の適切な設定は、体液量過剰からの高血圧予防とともに、透析中血圧低下の対策としても重要です。平均除水速度は15mL/kg/時以下をめざします。

④血圧管理　透析低血圧の予防

週はじめの透析血圧は140/90mmHg程度が目標です。ただし、収縮期血圧120mmHg未満は死亡リスクが高くなるという報告もあり、低ければよいというものではありません。透析中に血圧が20mmHg以上低下する透析低血圧、あるいは症状を伴って平均血圧から10mmHg以上急激に低下した場合も心血管リスクとなります。

⑤透析時間・透析回数

週3回の1回4時間透析でDWまで到達できないとき、心不全があるとき、高血圧状態が持続する場合などは、透析時間の延長を考慮します。隔日透析（中2日をつくらない）や長時間透析

（1回の透析が6時間以上）、頻回透析（週5回以上）も血圧の安定、尿毒素除去の観点から効果的です。

⑥体重増加

中2日の体重増加を6％未満に抑えます。体重管理には1日6g未満の減塩、飲水量指導を行います。

⑦透析効率

透析量の指標であるKt/V ureaを1.2以上、目標は1.4以上となるよう条件設定を行います。透析前の血清β2ミクログロブリン濃度は30mg/L、できれば25mg/L未満が目標です。

⑧P・Ca・副甲状腺ホルモン（PTH）の管理

P濃度は3.5～6.0mg/dL、補正Ca濃度は8.4～10.0mg/dL、インタクトPTHは60～240pg/mLを管理目標値とします[2]。食事、ビタミンD製剤、リン吸着薬、カルシウム受容体作動薬、骨粗鬆症治療薬を調整します。

▶**リン・カルシウム管理にかかわる薬剤→p.39**

Point 3 服薬、食事などの自己管理が重要

血管石灰化の進行予防では、カルシウム、リンの管理、特にリンのコントロールが大切です。食事由来のリンを適度に抑えることが大切ですが、過度の食事制限にならないようリン吸着薬を併用します。リン吸着薬はカルシウム含有製剤をなるべく避けてカルシウム非含有製剤を使用します。鉄を含む薬剤を使用中には鉄過剰症に注意しましょう。

どんなにすぐれた透析器を使用しても、患者さんの自己管理なくしては長期的な動脈効果予防管理は成り立ちません。自己管理には服薬、食事管理、体重管理、血圧管理・運動が含まれます。

▶**薬物療法→p.37／栄養管理→p.41**

（鈴木洋行）

参考文献

1) Sanaka T, Mochizuki T, Kinugasa E, et al. Randomized controlled open-label trial of vitamin E-bonded polysulfone dialyzer and erythropoiesis-stimulating agent response. *Clin J Am Soc Nephrol* 2013; 8: 969-978.
2) 秋澤忠男，平方秀樹，友雅司，他：慢性腎臓病に伴う骨・ミネラル代謝異常の診療ガイドライン．日本透析医学会雑誌 2012；45：301-356.
3) 中尾俊之，菅野義彦，長澤康行，他：慢性透析患者の食事療法基準．日本透析医学会雑誌 2014；47：287-291.

動脈硬化を防ぐ透析診療と全身管理 ②血液濾過透析（HDF）

ここでは近年特に普及が進んでいる「オンラインHDF」について解説します。オンラインHDFの利点である抗炎症性物質の除去、循環動態の安定化を維持しつつ、高い透析効率を出す工夫をしながら、安全で動脈硬化の進展しにくいHDF治療をめざしましょう。

 HDFは物質を効率よく除去できる

　血液濾過（hemofiltration：HF）と血液透析（hemodialysis：HD）の長所を組み合わせて小分子量〜大分子量物質の除去性能をもつ治療法が血液濾過透析（hemodiafiltration：HDF）で、尿素（分子量60）、クレアチニン（分子量113）、β2ミクログロブリン（分子量11,800）、α1ミクログロブリン（分子量33,000）のほか、さまざまなサイトカインなどがHDよりも効率的に除去することができます[1]。ただし、アルブミン（分子量66,000）も除去されるため、注意が必要です。

　HDFには透析中の血圧や循環動態の安定化、炎症反応物質の除去効果、尿毒素除去効率増加などの特徴があります。これらの利点により心血管系疾患の減少、透析低血圧頻度の減少が得られ、動脈硬化の進展予防、ひいては下肢病変の予防にも役立つことが期待されます。

 HDFには前希釈、後希釈がある

　HDのダイアライザーに相当し透析と濾過を担当するのが、ヘモダイアフィルターです。補充液をフィルターの前で投与するのが前希釈、フィルターの後で投与するのが後希釈です。

　間欠補充型血液濾過透析（intermittent infusion hemodiafiltration：I-HDF）では、30分ごとに200mLの補充液を投与し、補充された液は次の補充液投与までの間に通常の除水に上乗せされて回収します。一定間隔ごとにまとまった輸液が入ることで血圧の安定化が期待できます。補充液の投与はフィルターを通して行うもの、血液回路から補液されるものがあります。

● **前希釈と後希釈**

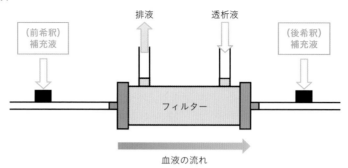

動脈硬化予防を考慮したHDFの条件を設定する

　透析中の血圧と循環動態の安定、炎症反応物質や尿毒素物質の効率のよい除去、の2つを考慮して条件設定します。しかし、より高い効率を求めるとアルブミン漏出が多くなり、血圧の変動が大きくなるというジレンマがあります。患者さんに合わせた条件設定を考えましょう。

● **動脈硬化進展予防を意識したHDFの工夫**

透析中血圧が不安定のとき	・ アルブミン漏出を少なくする ・ I-HDFに変更 ・ 後希釈を前希釈に変更 ・ 血流量を減らす ・ 置換量を減らす
透析中血圧が安定のとき	・ α1ミクログロブリン除去効率のよいヘモダイアフィルター使用 ・ 低アルブミン血症の進行がない程度に透析効率、置換量増加

● **HDFによるアルブミン漏出と血圧**

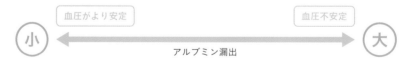

①アルブミン漏出量

　前希釈も後希釈も、濾過量が多いほどアルブミン漏出量は多くなります。同じフィルターを使用する場合、一般的に後希釈は前希釈よりもアルブミン漏出量は多くなります。フィルター素材により漏出量は異なるので注意しましょう。タンパク合成の多い若年者では、アルブミン漏出が多くてもアルブミンが維持されやすい傾向にあります。血液検査で3.5g/dL未満の低アルブミン血症となっていないかチェックしましょう。

②希釈方法

　前希釈では、血流量に依存せずに濾過量を設定できるので、シャント血流がそれほど多くなくても（Qb 200〜220mL/分）大量置換が可能です。後希釈では、置換液量が少なくても透析効率はすぐれます。後希釈での濾過量は血流量の25%が上限となるので、よりしっかりしたシャントが必要です。

③ヘモダイアフィルターの選択

　透析低血圧の予防・循環動態安定にはアルブミン漏出量が少ないものを選択します。血圧が安定している場合、低アルブミン血症のない患者さんでは、炎症惹起性物質などの除去効率を上げるために、α1ミクログロブリン除去効率（それだけアルブミン漏出が多い）にすぐれるものを選択します。

④置換液量の設定

　より置換液量を多くすることで心血管系疾患発症減少が期待されます。前希釈では40L以上[2]、後希釈では23L程度[3]をめざします。

条件を工夫しても血圧管理が難しい場合

　オンラインHDFの条件を工夫しても血圧管理が難しい場合には、I-HDFを検討します。I-HDFでは、透析中に間欠的に補液がされるため、末梢血管の開存が維持され、血管内への体液移動（プラズマリフィリング）促進により、血圧維持、下肢血流維持が得られます。補液はヘモダイアフィルターを介して透析液側から血液側に透析液が体内へ入れられるものと、回路から血液中へなされるものがあります。

（鈴木洋行）

参考文献

1) Nistor I, Palmer SC, Craig JC, et al. Haemodiafiltration, haemofiltration and haemodialysis for end-stage kidney disease. *Cochrane Database Syst Rev* 2015; 20: CD006258.
2) Kikuchi K, Hamano T, Wada A, et al. Predilution online hemodiafiltration is associated with improved survival compared with hemodialysis. *Kidney Int* 2019; 95: 929-938.
3) Blankestijn PJ, Grooteman MP, Nube MJ, et al. Clinical evidence on haemodiafiltration. *Nephrol Dial Transplant* 2018; 33: iii53-iii58.
4) 政金生人，谷口正智，中井滋，他：わが国の慢性透析療法の現況 2016年12月31日現在．日本透析医学会雑誌 2018；51（1）：1-51.

動脈硬化を防ぐ透析診療と全身管理 ③腹膜透析（PD）

血液透析（HD）同様に、腹膜透析（peritoneal dialysis：PD）を受ける患者さんの
PADに関しても解決すべき課題が多くあります。血液透析では週3回（月約13回）の
受診のため、早期チェックが可能ですが、腹膜透析では月1ないし2回のため、毎回の
腹膜透析外来において定期的なフットチェックに加え、看護師・栄養士・理学／作業療
法士などの多職種がかかわることが大切です。

腹膜透析患者におけるPADの頻度

　腎機能障害自体がPADの独立した危険因子であり、血液透析患者と同様に腹膜透析患者にお
いても高血圧症や糖尿病の合併は多く、危険因子を複数保有しているため、腹膜透析患者におい
てもPADの頻度は高いのが現状です。

　腹膜透析患者におけるPADの頻度は4.8％から31.9％[1~4]と、血液透析患者のPADの頻度（欧
米33~38％、日本約17％）と比べ、頻度の範囲が広いことが報告されています。ただし、腹膜
透析患者に関するPADの報告において、PADの定義はABI 0.9未満のみであり、透析患者にお
いてABIの感度29％・特異度100％であることを考慮すると、実際の頻度はもっと多いことが考
えられます。

腹膜透析患者におけるPADの危険因子を把握する

　透析患者全体では、①高血圧や糖尿病、加齢などの古典的因子、②カルシウム・リン代謝異常、
尿毒症性物質の蓄積など腎不全に関する危険因子、③透析中の血圧変化、栄養素喪失による栄養
不良など、透析に関する危険因子があるため、動脈硬化が加速度的に進行します[5,6]。

　腹膜透析患者におけるPADの危険因子として、加齢、糖尿病、高血圧などの古典的因子に加え、
低アルブミン血症、慢性炎症（CRP上昇）などのMIA症候群（Malnutrition〔低栄養〕、
Inflammation〔炎症〕、Atherosclerosis〔動脈硬化〕syndrome）、心血管疾患の合併、さらには、
透析効率の低下、残腎機能の低下などが挙げられます[1~4]。

　また、腹膜透析では、血液透析と比較し、透析時における体液や血圧の変動が少ないことが利
点の1つとして挙げられます。
▶MIA症候群→p.42

透析条件や透析液の違いによる影響は？

　腹膜透析患者におけるPADの予防は、血液透析患者と同様に、高血圧・糖尿病の管理、カルシウム・リン代謝異常の適切な管理はいうまでもなく、適切な透析効率・残腎機能の保持が重要です。

　しかし、血液透析おいて透析モダリティや透析膜によるPADの影響の違いは文献上報告がありませんが、腹膜透析においても透析条件や透析液の違いによる影響は現時点では報告されていません。

Point 3　腹膜透析におけるPADには集学的治療が必要な場合も

　腹膜透析患者のPADの治療としては、血液透析患者と同様に、フットケアや運動療法のほかに、薬物療法、血行再建術（カテーテル治療、バイパス術）、さらにはLDLアフェレシス、高気圧酸素療法など集学的な治療が必要となることもあります。

（石岡邦啓）

引用文献

1) Lee CC, Wu CJ, Chou LH, et al. Peripheral artery disease in peritoneal dialysis and hemodialysis patients: single-center retrospective study in Taiwan. *BMC Nephrol* 2012; 13: 100.

2) Liu JH, Lin HH, Yang YF, et al. Subclinical peripheral artery disease in patients undergoing peritoneal dialysis: risk factors and outcome. *Perit Dial Int* 2009; 29: 64-71.

3) Kuang DW, Li CL, Kuok UI, et al. Prevalence and risk factors associated with peripheral artery disease in elderly patients undergoing peritoneal dialysis. *Vasc Health Risk Manag* 2012; 8: 581-586.

4) Tian SL, Murphy M, Han QF, et al. Prevalence and risk factors for peripheral artery disease among patients on maintenance peritoneal dialysis. *Blood Purif* 2010; 30: 50-55.

5) Nusair MB, Rajpurohit N, Alpert MA. Chronic inflammation and coronary atherosclerosis in patients with end-stage renal disease. *Cardiorenal Med* 2012; 2: 117-124.

6) Arinze NV, Gregory A, Francis JM, et al. Unique aspects of peripheral artery disease in patients with chronic kidney disease. *Vasc Med* 2019; 24: 251-260.

動脈硬化を防ぐ透析診療と全身管理 ④血圧管理と足病変

透析患者の41.4％に末梢動脈疾患（PAD）が併存している[1]ため、透析中の血圧管理が足病変に大きく影響します。透析中の血圧を下げすぎず、上げすぎない管理をすることが大事です。

 Point 1 透析中の血圧低下は、重症下肢虚血（CLI）の危険因子

透析中の血圧低下（intradialytic hypotension：IDH）は、CLI発症の独立した危険因子で、IDHが存在するとCLI発症が3.13倍リスクに上昇します[2]。

IDHは、心血管系イベントや生命予後に関連します[3]。そのため、IDHを防ぐことがCLIの発症、さらには心血管系イベント、死亡を低減させる可能性があります。もちろん、透析後の血圧も非常に大事であり、透析開始前の血圧より5mmHg以上上昇することで、心血管系イベントや生命予後に悪影響を及ぼします[4]。

● **透析中低血圧の有無におけるCLIの発症率の違い**

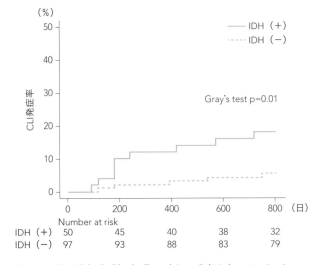

Matsuura R, Hidaka S, Ohtake T, et al. Intradialytic hypotension is an important risk factor for critical limb ischemia in patients on hemodialysis. *BMC Nephrol* 2019; 20: 473. を改変

血圧低下の原因別に処置・予防方法を把握する

透析中の血圧低下の主な原因は、①過度の除水、②心疾患、③貧血、④低アルブミン血症、⑤自律神経障害、⑥透析温度、が挙げられます。重症な患者さんは上記が複合した病態が存在するので、トータルなケアが必要です。

以下に、各原因に対する処置や予防方法を記載します。

原因①：過度の除水

透析間の体重増加は中1日でドライウェイト（DW）の3％、中2日でDWの6％以内に抑えるよう指導します。それ以上体重が増加すると1回の除水量を多くしなければならず、時間除水量を増やさなければいけません。時間除水量が多いと血圧低下が起こるので、時間除水は15mL/kg/時を超えないように、透析時間の延長や、透析回数を増やします。体液増加を抑えることも重要で、食塩を控えることで水分量を抑えます。

原因②：心疾患（虚血性心疾患、大動脈弁狭窄症、不整脈など）

心疾患では、1回の心拍出量の低下によって有効循環血量が減少することで低血圧を起こします。特に心筋梗塞、重症大動脈弁狭窄症や不整脈は1回心拍出量が低下します。これらを早期発見し、重症になる前に処置・手術を施すことが重要です。

原因③：貧血

貧血が進行すると、有効循環血流が低下し、血圧低下が起こります。貧血が高度である場合は、輸血を透析中に行うことで透析中の血圧低下を防ぎます。

原因④：低アルブミン血症

低アルブミン血症では膠質浸透圧が低値となり、プラズマリフィリングレートが減少し、除水に伴う間質からの血管内への体重移動が不十分となるため、血圧低下を惹起する可能性があります。浸透圧低値を是正しプラズマリフィリングレートを上げるために、アルブミンや高浸透圧液（ヘスパンダー®など）を透析中に使用し除水をします。

原因⑤：自律神経障害

自律神経機能の障害は、透析中の血圧や起立性低血圧の成因として重要です。高齢者や糖尿病

患者に多いです。対策としては、アメジニウムメチル硫酸塩（リズミック®10mg）やドロキシドパ（ドプス®200mg）を透析前や透析中に服用することでIDHを防ぎます。

原因⑥：透析液温度

　透析液温度が34.0から35.5℃の低温透析を使用した群と、透析液温度が36.5〜38.5℃の対象透析を使用した群で透析中の血圧を比較検討したところ、後者で透析低血圧の発生程度が7.1倍と高かった[5]と報告されています。そのためIDHの患者さんは、透析液温度を35.5〜36.0℃くらいで透析を開始します。

（持田泰寛）

引用文献

1) Okamoto K, Oka M, Maesato K, et al. Peripheral arterial occlusive disease is more prevalent in patients with hemodialysis: comparison with the findings of multidetector-row computed tomography. *Am J Kidney Dis* 2006; 48: 269-276.

2) Matsuura R, Hidaka S, Ohtake T, et al. Intradialytic hypotension is an important risk factor for critical limb ischemia in patients on hemodialysis. *BMC Nephrol* 2019; 20: 473.

3) Stefánsson BV, Brunelli SM, Cabrera C, et al. Intradialytic hypotension and risk of cardiovascular disease. *Clin J Am Soc Nephrol* 2014; 9: 2124-2132.

4) Yang CY, Yang WC, Lin YP. Postdialysis blood pressure rise predicts long-term outcomes in chronic hemodialysis patients: a four-year prospective observational cohort study. *BMC Nephrol* 2012; 13: 12.

5) Selby NM, McIntyre CW. A systematic review of the clinical effects of reducing dialysate fluid temperature. *Nephrol Dial Transplant* 2006; 21: 1883-1898.

動脈硬化を防ぐ透析診療と全身管理 ⑤足の感染管理

透析患者の多くは、末梢動脈疾患（PAD）、特に重症下肢虚血（CLI）に至ると感染を起こしやすくなります。感染は下肢大切断につながるだけなく、生命予後にも不良にするため、PAD治療、感染予防、抗菌薬治療による早期のコントロールが非常に重要です。

透析患者は膝下感染が多い

　わが国の透析患者の死亡別原因の2番目に多い疾患が感染症（21.3％）[1] であり、感染症のケアはとても重要です。透析患者の感染部位はじつにさまざまで、多くはカテーテルやアクセス感染ですが、そのなかで膝下の感染が19.4％も占めており[2]、原因としてはPADからの壊死や潰瘍からの感染が考えられます。壊死の発生頻度は一般人と比較して、非糖尿病透析患者は82.6倍、糖尿病透析患者は481.4倍にも上昇するため[3]、透析患者の膝下感染が非常に多いことがわかります。

壊死・潰瘍形成後の敗血症に注意

　透析患者は角質のバリア低下に加え[4]、細胞性免疫・液性免疫・好中球の機能異常などのさまざまな免疫機能の低下[5]があるため、ひとたび壊死・潰瘍が形成されると、容易に細菌が皮膚から浸入・感染し、敗血症になります。敗血症に至ると、感染性心内膜炎、硬膜外膿瘍・椎間板炎などさまざまな部位に波及することがあるため、局所感染のみでなく、全身の管理にも注意をする必要があります。

　また易感染のために感染が数時間で劇症化し、紫斑・水疱・激痛などを呈し壊死性筋膜炎を起こすこともあるため、激痛を伴うときには数時間単位の観察・ケアが必要です。

感染の診断には血液培養が必須

　下肢感染の診断においては、臨床所見、血液検査、画像所見、細菌培養結果などを総合的にとらえて判断します。適切な抗菌薬治療を行うには、感染創部の細菌培養が必須ですが、より深部の組織培養のほうが信頼性が高いです。また上記のように、容易に敗血症に至るため、血液培養は必須となります。

　画像診断では、感染の深達度の評価と、骨髄炎の有無についても必ず評価すべきで、単純X線検査に加えMRIで評価することが好ましいです。心エコーも入院時には必須です。感染性心内膜炎の否定とともに、全身動脈硬化病変をもつCLI患者での虚血性心疾患の評価をするのに重要になります。

▶**画像検査→p.62**

湘南鎌倉総合病院における慢性下肢感染の起炎菌

抗菌薬の種類を決める際は、病原菌の同定が重要です。当院の全科横断的カンファレンスであるフットカンファレンスで3年間に検討対象となった、感染を合併したCLI 40症例の培養結果検討では、Methicillin-sensitive *Staphylococcus aureus*（MSSA）14例、Methicillin-resistant *Staphylococcus aureus*（MRSA）14例、Pseudomonas aeruginosa 8例、Enterococcus species 6例で、上記の混合感染も多くみられました[6]。

起炎菌にもとづき抗菌薬治療を行う

　起炎菌に基づいて抗菌薬治療を行っていきますが、初期治療として、上記菌を外さないように起炎菌が同定される前から抗菌剤投与が必要です。当院では上記の起炎菌のプロファイルのために、バンコマイシン（VCM）に加え、緑膿菌をカバーする抗菌薬を初期に投与しています。起炎菌が判明したときには、その菌をターゲットとした抗菌薬に変更します。ただし、十分な量の抗菌薬の投与を行わないと効果が低くなるため、サンフォード感染症治療ガイド[9]などを利用し、適切な抗菌薬の量を投与します。

　培養からMRSAが検出されたときには、VCMの最小発育速度（MIC）を確認して、適切な抗MRSA薬を選択します。また膿瘍や壊死・骨髄炎などがあるときには、深部移行性の良好な抗菌薬の追加もしくは切り替え（次ページのフローチャートの※）とともに、切開ドレナージや切断含めた骨切除を行うかを選択する必要があります。

● 足感染時のフローチャート

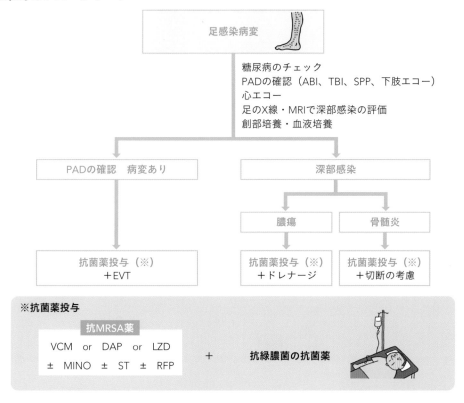

MRSAに対する抗菌薬の組織移行性の違い

MRSAに対する抗菌薬としてバンコマイシン（VCM）、テイコプラニン（TEIC）、ダプトマイシン（DAP）、リネゾリド（LZD）が知られていますが、市中性MRSAに対してミノマイシン（MINO）、リファンピシン（RFP）、ST合剤、クリンダマイシン（CLDM）、キノロン系、アミノグリコシド系薬も日本では効果が確認されており、併用が考慮されます。

以下、MRSA骨髄炎にしぼって記載します。VCMの骨髄への移行性（骨対血清濃度比）は平均約0.27、それに対して、LZDは0.4–0.6です。DAPの骨対血清濃度比の詳細は不明ですが、骨への移行性が非常に良好で、VCMと比較したところDAPがより有効であったという報告が複数みられます。

MRSAに対するVCMのMICが2以上であったときにはVCMの治療効果が非常に低いため、他の抗MRSA薬を考慮しますし、VCMに反応が弱いときには移行性のよいDAPもしくはLZDに切り替えます。また、バイオフィルムを形成していると考えられたときにはMINO、DAP、RFPが有効であるため、併用を考慮します。

（MRSA感染症治療ガイドラインを参考）

膝下病変での末梢血管治療（EVT）施行時は感染に注意

　PADに対してカテーテル治療などの血行再建術を行いますが、膝下病変での末梢血管治療（endovascular therapy：EVT）施行前後の感染に留意する必要があります。

　Nakanoら[7]によるCLI患者のEVT後の報告で、EVT後のフォローで死亡した患者さんの4.4%が敗血症が原因で死亡していました。また、EVT後に大切断に至ってしまった患者さんは手技前にCRP高値（ハザード比；1.15）、壊死（ハザード比；2.14）があることが重要な大切断の危険因子であったと報告しています。EVT前後の感染の有無に留意する必要があり、EVTを行う際には十分な感染コントロールが必須です。

▶**EVT→p.110／血行再建術→p.114**

（持田泰寛）

引用文献

1）新田孝作，政金生人，花房規男，他：わが国の慢性透析療法の現況（2018年12月31日現在）．日本透析医学会雑誌 2019；52（12）：679-754.
2）Berman SJ, Johnson EW, Nakatsu C, et al. Burden of infection in patients with end-stage renal disease requiring long-term dialysis. *Clin Infect Dis* 2004; 39: 1747-1753.
3）el-Reshaid K, Madda JP, al-Duwairi Q, et al. Progressive ischemic gangrene in dialysis patients: a clinicopathological correlation. *Renal Failure* 1995; 17: 437-447.
4）Yosipovitch G, Duque MI, Patel TS, et al. Skin barrier structure and function and their relationship to pruritus in end-stage renal disease. *Nephrol Dial Transplant* 2007; 22: 3268-3272.
5）川口祐輝，浦松正：腎不全（透析患者を含む）免疫不全患者における感染症の現状と展望．最新医学 2016；71（4）：786-791.
6）安武夫，宮坂善之，仲鉢英夫，他：感染を合併した重症下肢虚血に対する経験的抗生剤療法としてのメロペネム，バンコマイシン併用の有効性．日本下肢救済・足病学会誌 2012；4（3）：193-197.
7）Nakano M, Hirano K, Iida O, et al. Prognosis of critical limb ischemia in hemodialysis patients after isolated infrapopliteal balloon angioplasty: results from the Japan below-the-knee artery treatment（J-BEAT）registry. *J Endovasc Ther* 2013; 20: 113-124.

参考文献

8）MRSA感染症の治療ガイドライン作成委員会編：MRSA感染症の治療ガイドライン―改訂版― 2019．日本化学療法学会，日本感染症学会，東京，2020.
9）菊池賢，橋本正良監訳：サンフォード感染症治療ガイド2020．ライフサイエンス出版，東京，2020.

動脈硬化を防ぐ透析診療と全身管理 ⑥薬物療法

慢性腎臓病は末梢動脈疾患（PAD）の独立した危険因子です。PADは症状も乏しく進行も早いため重症下肢虚血（CLI）になりやすく、治療抵抗性となることも多い疾患です。PADに対する薬物療法として、①動脈硬化症によるPAD予防、②血管石灰化の予防を行う必要があります。

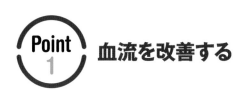

Point 1　血流を改善する

　早期に抗血小板薬を導入し、血流改善や病変進行抑制を行い、冠動脈疾患や脳血管疾患のリスク管理やCLI進行を予防することが必要になります。抗血小板薬導入により、歩行距離や間欠性跛行の改善も目的になります。

　薬物療法としては抗血小板薬以外にも、PADに伴う潰瘍・疼痛・冷感の改善目的に血管拡張薬（アルプロスタジル、アルプロスタジルアルファデクス）が挙げられます[3]。

● 治療に使用される主な抗血小板薬や血管拡張薬

一般名	主な商品名	作用機序・特徴・注意事項	用法用量
アスピリン	バイアスピリン® バファリン®	●シクロオキシゲナーゼ（COX）抑制 ●胃腸障害の副作用に注意 ●現状、PADに保険適用はない	81mgまたは100mg 1日1回内服
チクロピジン	パナルジン®	●ADP受容体P2Y12を阻害 ●開始後数カ月以内に肝障害を起こす可能性があるため定期的に検査 ●今はあまり使用されない	200〜300mg 1日2〜3回に分けて内服
クロピドグレル	プラビックス®	●ADP受容体P2Y12を阻害 ●チクロピジンと比較して肝障害が少ない	維持量として50〜75mg 1日1回内服 出血傾向等の素因が認められる場合は1回50mgを考慮
プラスグレル	エフィエント®	●ADP受容体P2Y12を選択的に阻害 ●現状、PADに保険適用はない	維持量として2.5〜3.75mg 1日1回内服 低体重や出血傾向の素因が認められる場合1回2.5mgを考慮

一般名	主な商品名	作用機序・特徴・注意事項	用法用量
シロスタゾール	プレタール®	●血小板および血管平滑筋のホスホジエステラーゼ3活性を選択的に阻害 ●うっ血性心不全には禁忌 ●脈拍数増加に注意	1回50～100mg 1日2回内服
サルポグレラート	アンプラーグ®	●5-HT$_2$遮断薬	1回100mg 1日3回食後内服
イコサペント酸エチル	エパデール®	●トロンボキサンA$_2$産生抑制	1回600mg 1日3回食直後内服 または1回900mg 1日2回食直後内服
リマプロスト	オパルモン® プロレナール®	●プロスタグランジンE$_1$誘導体製剤	1回10µg 1日3回内服
ベラプロスト	ドルナー® プロサイリン®	●プロスタグランジンI$_2$誘導体製剤	1回40µg 1日3回内服
アルプロスタジル	パルクス® リプル®	●プロスタグランジンE$_1$製剤	1日1回5～10µgを静注、または点滴静注（透析終了時に使うことが多い）
アルプロスタジルアルファデクス	プロスタンディン®		40～60µgを輸液500mLに溶解し、2時間かけて点滴静注する

＊各薬剤添付文書を参考に作成（上記情報は2020年10月現在）

抗血小板薬投与量の調整は必要？

抗血小板薬使用時は、基本的に腎機能や透析を考慮して投与量を調節する必要はありませんが、透析時にヘパリン等の抗凝固薬を使用している点や、出血既往のある患者さんに関しては、投与量の調整や副作用のモニタリングが必要となります。

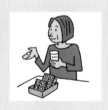

Point 2 血管石灰化を防ぐ

　透析患者における血管石灰化は動脈硬化進行の一因となり、それに寄与する薬剤を確認することも重要です。代表的な薬剤としてはワルファリンや、カルシウム含有リン吸着薬である炭酸カルシウム、ビタミンD製剤（カルシトリオール、アルファカルシドール等）の負荷が挙げられます。そのため、病態や検査値等を評価したうえでリスク因子である薬剤の中止や変更、減量を考慮する必要があります。ワルファリンに関しては機械弁置換後等の必要性がある場合を除き、使用は最低限に控えるべきです。

　ワルファリン以外の経口抗凝固薬としては、直接経口抗凝固薬（direct oral anticoagulants：DOAC）がありますが、本邦では透析患者に適応がないため、代替薬として使用することが難しい現状があります。

また、リンやカルシウムの負荷が血管石灰化の促進にかかわるとされており、透析や食事療法で改善が難しい場合、薬剤を追加して管理することになります。リンやカルシウムの管理には、リン吸着薬（炭酸ランタン、クエン酸第二鉄等）やビタミンD製剤等が主に使用されます。

①リン吸着薬

リン吸着薬によるリン管理は重要になりますが、炭酸カルシウムはカルシウム負荷を促進させる可能性があるため原則使用せず、炭酸ランタンをはじめとした他のリン吸着薬を選択してください。ただし、透析施行時には一部タンパク質が除去されるので、過度のリン制限はタンパク摂取量の低下につながります。そのため、リン吸着薬を確実に内服してタンパク質を十分量摂取するように患者さんに理解してもらう必要があります。

②ビタミンD製剤

ビタミンD製剤を使用する場合は、透析患者では高カルシウム血症を呈しやすく、食事中のカルシウム摂取量や透析液の内容も評価し、薬剤開始時は低用量から開始、適宜調整します。カルシウムのみではなく、高リン血症が持続する場合は、ビタミンD製剤の中止を考慮します。PTHが高値でリンもしくはカルシウムが正常または高値の場合には、カルシウム受容体作動薬（シナカルセト、エボカルセト、エテルカルセチド）投与を、リンもしくはカルシウムが正常または低値である場合にはビタミンD製剤での補正を考慮します。必要に応じてビタミンD製剤とカルシウム受容体作動薬を適宜増減または併用します[4]。

● リン・カルシウム管理にかかわる薬剤

	一般名	主な商品名	特徴・注意事項	用法用量
リン吸着薬	炭酸ランタン	ホスレノール®	● リン吸着力が強い ● 悪心・嘔吐等消化器症状の副作用がある ● 剤形としてチュアブル、顆粒、OD錠と選択肢が多い	● 1日750mgを開始用量とし、1日3回食直後内服 ● 最高用量は1日2250mg
	クエン酸第二鉄	リオナ®	● 鉄補充効果も期待できる ● 下痢の副作用症状や鉄過剰に注意	● 1回500mgを開始用量とし、1日3回食直後内服 ● 最高用量は1日6000mg
	スクロオキシ水酸化鉄	ピートル®	● リン吸着力はクエン酸第二鉄より強いが、鉄補充効果は劣る ● 下痢の副作用症状や鉄過剰に注意	● 1回250mgを開始用量とし、1日3回食直前内服 ● 最高用量は1日3000mg
	ビキサロマー	キックリン®	● セベラマーと比較し、便秘、腹部膨満感は軽度 ● 代謝性アシドーシスに影響しない	● 1回500mgを開始用量とし、1日3回食直前内服 ● 最高用量は1日7500mg

	一般名	主な商品名	特徴・注意事項	用法用量
リン吸着薬	セベラマー	レナジェル® フォスブロック®	● 効果が弱く、剤数が多くなりやすい ● 便秘や腹部膨満感等の消化器症状が多い ● 代謝性アシドーシスの増悪に注意 ● LDL低下作用がある	● I日I〜2gをI日3回食直前内服 ● 最高用量はI日9g
	沈降炭酸カルシウム	カルタン®	● カルシウム含有リン吸着薬 ● 血管石灰化を促進する ● 胃内pH 5以上ではリン吸着作用が低下する ● 安価 ● 剤形として錠剤、OD錠、細粒と選択肢が多い	● I日3gを3回に分割して、食直後内服 ● 適宜増減
ビタミンD製剤	アルファカルシドール	アルファロール® ワンアルファ®	● カルシトリオールのプロドラッグ ● 効果はカルシトリオールの約2分のIだが半減期が長い ● カルシウム上昇に注意	● 使用する場合はI日I回0.25μg等低用量から開始、適宜増減し、高用量は避ける
	カルシトリオール	ロカルトロール®	● 作用時間は短いが効果は強い ● カルシウム上昇に注意	● 内服：I日I回0.25〜0.75μg内服 ● 点滴：投与初期はI日Iμgを週に2〜3回、透析終了時にできるだけ緩徐に静脈投与 ● 以後、I回0.5μgから1.5μgの範囲で適宜増減し、週I〜3回、透析終了時にできるだけ緩徐に投与
	ファレカルシトリオール	フルスタン® ホーネル®	● 代謝物も活性があり、効果が強く、持続的 ● カルシウム上昇に注意	● I日I回0.3μg内服
	マキサカルシトール	オキサロール®	● 強いPTH低下作用と骨代謝改善作用 ● カルシウム上昇に注意	● 透析終了直前にI回2.5〜10μgを週3回、透析回路静脈側に注入 ● 最高用量はI回20μg
カルシウム受容体作動薬	シナカルセト	レグパラ®	● 悪心・嘔吐、胃部不快感等の消化器症状の発現が多い	● I日I回25mgを開始用量とし内服 ● 最高用量はI回100mg
	エボカルセト	オルケディア®	● シナカルセトと比較し消化器症状の改善と薬物相互作用が少ない	● I回Imgを開始用量とし、I日I回内服　患者の状態に応じて開始用量としてI日I回2mgを内服可能 ● 最高用量はI日12mg
	エテルカルセチド	パーサビブ®	● 点滴製剤のため、患者の飲み忘れがない ● シナカルセト、エボカルセトと比較し、患者の内服薬が減らせる	● I回5mgを開始用量とし、週3回、透析終了時の返血時に透析回路静脈側に注入 ● 以後I回2.5〜15mgの範囲で調整

＊各薬剤添付文書を参考に作成（上記情報は2020年10月現在）

（大塚秀人）

参考文献

1) 日本透析医学会：血液透析患者における心血管合併症の評価と治療に関するガイドライン．日本透析医学会雑誌 2011；44（5）：337-425．
2) 日本動脈硬化学会：動脈硬化性疾患予防ガイドライン2017年版．日本動脈硬化学会，東京，2017．
3) 循環器疾患における抗凝固薬・抗血小板療法に関するガイドライン 2009年改訂版
4) 日本透析医学会：慢性腎臓病に伴う骨・ミネラル代謝異常の診療ガイドライン．日本透析医学会雑誌 2012；45（4）：301-356．

動脈硬化を防ぐ透析診療と全身管理 ⑦栄養管理

透析患者は動脈硬化の危険因子を多数有しており、その一部に全身の慢性炎症や低栄養、カルシウム・リン代謝異常が関連しています。本章では、動脈硬化と栄養管理に関連するMIA症候群、リンとカルシウム代謝異常について概説します。

 Point 1

透析患者の必要栄養量は病因、基礎疾患、活動量、栄養状態を考慮する

　透析患者の必要栄養量については、2014年に『慢性透析患者の食事療法基準』[1] で示されています。糖尿病がある患者さんも多く、病因、基礎疾患、活動量、栄養状態を考慮してエネルギー・タンパク質必要量を算出する必要があります。

● 透析患者の食事摂取基準
●血液透析（週3回）

エネルギー (kcal/kg/日)	タンパク質 (g/kg/日)	食塩 (g/日)	水分 (mL/日)	カリウム (mg/日)	リン (mg/日)
30 〜 35[注1] [注2]	0.9 〜 1.2[注1]	6.0未満[注3]	できるだけ少なく	2,000以下	タンパク質（g）×15mg以下

●腹膜透析

エネルギー (kcal/kg/日)	タンパク質 (g/kg/日)	食塩 (g/日)	水分 (mL/日)	カリウム (mg/日)	リン (mg/日)
30〜35[注1][注2][注4]	0.9 〜 1.2[注1]	PD除水量（L）×7.5＋尿量（L）×5	除水量＋尿量	制限なし[注5]	タンパク質（g）×15mg以下

注1）体重は基本的に標準体重（BMI＝22）を用いる
注2）性別、年齢、合併症、身体活動度により異なる
注3）尿量、身体活動度、体格、栄養状態、透析間の体重増加を考慮して適宜調整する
注4）腹膜吸収ブドウ糖からのエネルギー分を差し引く
注5）高カリウム血症を認める場合には血液透析同様に制限する

中尾俊之, 菅野義彦, 長澤康行, 他：慢性透析患者の食事療法基準. 日本透析医学会雑誌 2014；47（5）：287. より改変して転載

　ただし、透析患者全体の高齢化が進み、サルコペニア・フレイルを合併した患者さんが増加しています。サルコペニアとは、「加齢にみられる筋肉量の減少と筋力もしくは身体機能が低下している状態」、フレイルとは、「加齢に伴って心身が衰え、要介護になる可能性が高い状態」のことです。日常生活動作（ADL）の低下、PADの進行、死亡率の増加にもつながり、大きな問題となっています。

　透析患者の食事アドヒアランスを検討した報告[2]によると、エネルギーおよびタンパク質摂取量については目標を下回る症例が半数以上存在し、むしろ摂取不足が問題であることがわかりました。透析患者の栄養管理は、食事制限を優先するのではなく、食べられているかを評価することが重要です。まずは、患者さんの栄養状態、食事摂取量を確認し、エネルギーおよびタンパク質摂取量が目標に達しているか評価をしてみましょう。

「MIA症候群」に注意

　透析患者では栄養障害（malnutrition）、慢性炎症（inflammation）、動脈硬化（atherosclerosis）の3つの要因から形成される、MIA症候群と呼ばれる病態が知られています[3]。それぞれが相互に影響し合って悪循環を形成し、MIA症候群を悪化させ、透析患者の生命予後を不良にする合併症であることが明らかになっています。

　透析患者はさまざまな原因で、栄養障害と慢性炎症をきたします。尿毒症や亜鉛欠乏による食欲低下のほか、過度な食事制限、透析でのアミノ酸の喪失も、栄養障害の原因になります。また、慢性炎症については、感染症以外にも尿毒症に伴う炎症性サイトカインの蓄積、透析液中のエンドトキシン、透析膜の生体適合性などが関与されます。

　このように、栄養障害と慢性炎症が互いに影響し合って動脈硬化を促進させ、心血管病を引き起こします。そのため、MIA症候群の予防と重症化予防のためには、栄養管理も重要であると考えられます。

● MIA症候群概念図

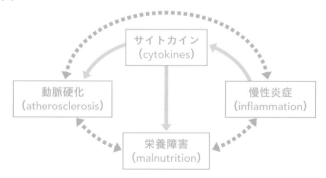

Stenvinkel P, Heimbürger O, Lindholm B, et al. Are there two types of malnutrition in chronic renal failure? Evidence for relationships between malnutrition, inflammation and atherosclerosis (MIA syndrome). *Nephrol Dial Transplant* 2000; 15: 953-960. より引用

「リンとカルシウム代謝異常」に注意

　リンは、骨の形成や細胞内での情報伝達、エネルギー代謝にかかわっています。一方で透析患者は尿中へのリン排泄障害があり、高リン血症をきたすことが多くあります。血中のリンはカルシウムと結びつくことで異所性石灰化、特に動脈硬化を引き起こします。動脈硬化の予防においては、カルシウム、リン、副甲状腺ホルモン（PTH）のコントロールが重要ですが、なかでもリンのコントロールが最も大切であるといわれています。

　リンはタンパク質に多く含まれ、リン摂取量はタンパク質摂取量と相関が高くなりますが（タンパク質1gにリン約15mg含有）、リンには無機リンと有機リンがあり、吸収率が異なります。無機リンは食品添加物として加工食品や嗜好飲料に多く含まれており、有機リンはタンパク質食品である動物性タンパク質食品と植物性タンパク質食品に主に含まれています。これらのリンの吸収率は、食品添加物の無機リンでは約100％、動物性タンパク質食品の有機リンでは40〜60％、植物性タンパク質食品の有機リンでは20〜40％と報告されています[4]。良質な動物性・植物性タンパク質は過度に制限せず、インスタント食品、ファストフード、清涼飲料水などに注意することが大切です。

（伊藤典子）

PART
1

基礎知識

引用文献

1) 中尾俊之，菅野義彦，長澤康行，他：慢性透析患者の食事療法基準．日本透析医学会雑誌 2014；47（5）：287-291.

2) Lambert K, Mullan J, Mansfield K. An integrative review of the methodology and findings regarding dietary adherence in end stage kidney disease. *BMC Nephrol* 2017; 18: 318.

3) Stenvinkel P, Heimbürger O, Lindholm B, et al. Are there two types of malnutrition in chronic renal failure? Evidence for relationships between malnutrition, inflammation and atherosclerosis（MIA syndrome）. *Nephrol Dial Transplant* 2000; 15: 953-960.

4) Kalantar-Zadeh K. Patient education for phosphorus management in chronic kidney disease. *Patient Prefer Adherence* 2013; 7: 379-390.

動脈硬化を防ぐ透析診療と全身管理 ⑧リハビリテーション

透析患者の身体機能の低下や不活動が、生命予後を悪化させることは広く知られており、近年、透析患者に対する運動の重要性は高く推奨されています。

これまで、透析患者は運動を制限するべきといわれてきましたが、近年はむしろ適度な運動をすることが、透析導入後の合併症の予防と生命予後の改善のための新たな治療として期待されています。

 ## 透析患者は身体的不活動に陥りやすい

　透析患者の日ごろの身体活動量は、健常成人の65％まで低下しているとされています[1]。そして、透析患者の運動耐容能は、心不全患者や慢性閉塞性肺疾患患者と同レベルまで著しく低下しています[2]。透析患者は週3回4時間以上を安静な状態で過ごすこととなり、透析後は疲労感などから、さらなる身体的不活動に陥りやすい環境にあります。

　これらのことから、運動習慣のない透析患者は、廃用症候群の進行、心肺機能の低下、筋力低下や筋萎縮、生理的予備能の低下など、さまざまな機能低下が起こります。

 ## 機能低下が進むと、ADL・IADLが低下する

　身体的不活動により機能低下が進むと、起き上がる、座る、立つ、歩くといった基本動作に介助が必要となり、食事や排泄といった基本的日常生活動作（activity of dairy living：ADL）や、買い物、料理といった手段的日常生活動作（instrumental ADL：IADL）が低下していきます。

　さらに透析の合併症に挙げられる下肢の末梢動脈疾患（PAD）も、心疾患や脳血管障害とともによく認められます。特に、下肢のPADの進行は疼痛や創傷を引き起こし、運動機能を低下させ、ADL・QOLを制限する一因となります。

Point 3 透析日の運動

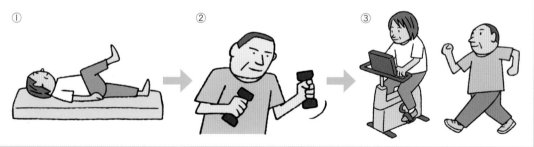

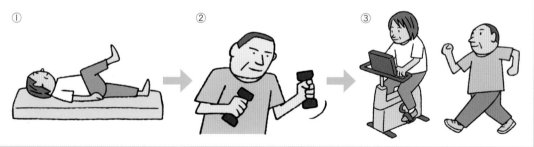

透析日は特に声かけや監視下で運動を行うことができ、バイタルサインの変動をモニタリングしながら実施できるため安全な運動が可能とされています。

透析を受けにきた患者さんに対して行う運動は、レジスタンス運動（ダンベル、ゴムバンドなどを利用した筋力トレーニング）と有酸素運動（自転車エルゴメーター、ウォーキングなど）が推奨されています。

運動を行う対象者は、あくまで病態の安定した透析患者です。透析患者はさまざまなリスクを有しているため、特に重篤な心疾患がないこと、整形外科的/筋骨格系の可動制限がないことの確認が必要です。また、初回の運動時には患者さんの自覚症状のみでなく、開始時と運動中の血圧測定や、心電図モニターによるモニタリングが望ましいとされています。実際に運動を行う際には、医師の指示のもと、その頻度、運動強度、運動時間を考慮して個別の体力に合わせたプログラムで行っていきます。

◉ **透析患者の運動の方法**

- 非透析日、もしくは血圧が安定していれば、透析前や透析中に行う。
- 透析中は開始後30分以上経過し、血圧などのバイタルが落ち着いた透析前半に、ベッド上もしくは、ギャッチアップ座位で行う。
- まずは①下肢の軽い自動運動などを行い体調の確認から始め、②レジスタンス運動、③有酸素運動と進め、最後にストレッチを行う。

①　　　　　　　　　　②　　　　　　　　　　③

腎臓リハビリテーション

2011年に腎臓リハビリテーション学会が設立され、腎臓リハビリテーションは「腎疾患や透析医療に基づく身体的・精神的影響を軽減させ、症状を調整し、生命予後を改善し、心理社会的ならびに職業的な状況を改善することを目的として、運動療法、食事療法と水分管理、薬物療法、教育、精神・心理的サポートなどを行う、長期にわたる包括的なプログラム」と定義されています。

Point 4 非透析日の活動も重要

　透析患者の非透析日での活動も重要です。非透析日の散歩などの歩行を伴う運動は30分以上がめやすとされています。特に自分の体重を支えながら歩くことは、虚血性心疾患の予防、高血圧の予防・改善、糖尿病の予防・改善、肥満の予防・改善、骨粗鬆症の予防、メンタルヘルスや生活の質の改善、脳の賦活に影響を与えるとされています。また、透析患者の運動の習慣が良好な予後と関連する可能性も示唆されています[3]。

　さらに、下肢のPADによる歩行距離の短縮を改善させる効果が歩行にはあります。初期の間欠性跛行に対しては、薬物療法よりも運動療法のほうが有用であるとされ、運動としての歩行を続けることによって、歩行効率の改善による歩行距離の拡大や、血管内皮および骨格筋の代謝機能の改善に影響を与えます。

（西村彰紀）

引用文献

1) Johansen KL , Chertow GM, Ng AV, et al. Physical activity levels in patients on Hemodialysis and healthy sedentary controls. *Kidney Int* 2000; 57: 2564-2570.
2) Painter P. Physical functioning in end-stage renal disease patients: update 2005. *Hemodial Int* 2005; 9: 218-235.
3) Tentori F, Elder SJ, Thumma J, et al. Physical exercise among participants in the Dialysis Outcomes and Practice Patterns Study (DOPPS): correlates and associated outcomes. *Nephrol Dial Transplant* 2010; 25: 3050-3062.
4) 日本循環器学会，日本インターベンショナルラジオロジー学会，日本形成外科学会，他：末梢閉塞性動脈疾患の治療ガイドライン（2015年改訂版）
Guidelines for the management of peripheral arterial occlusive diseases（JCS 2015）

参考文献

5) 腎臓リハビリテーション学会編：腎臓リハビリテーションガイドライン. 南江堂, 東京, 2018.

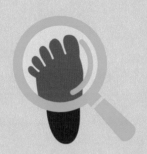

(PART 2)

足病変の早期発見につなげる
検査・アセスメント

透析患者の足病変 検査・アセスメント の全体像

Point 1 PADの症状のない時点で、早期にPADを発見することが重要

　透析患者の下肢末梢動脈疾患（PAD）の合併頻度は、従来考えられていた以上に多くなっています。透析導入時にはすでに4人に1人がPADを有し[1]、維持透析患者においては約4割に及びます[2]が、そのいずれも半数以上が無症状です。

　PADではFontaine分類（Ⅰ度：冷感・しびれ、Ⅱ度：間欠性跛行、Ⅲ度：安静時疼痛、Ⅳ度：潰瘍・壊死）に示すような症状があります。しかし、自覚症状のみからでは早期発見が難しいだけでなく、症状がまったくない段階からいきなり重症化して見つかる場合も少なくありません。さらには、いったん重症化すると治療に難渋するだけでなく、QOLや生命予後への影響がきわめて大きいため、早期発見が非常に重要です。

●Fontaine分類

Ⅰ度	Ⅱ度	Ⅲ度	Ⅳ度
冷感・しびれ	間欠性跛行	安静時疼痛	潰瘍・壊死

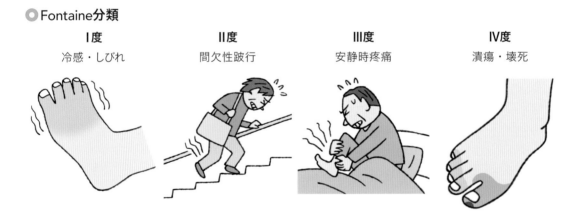

Point 2　問診や身体所見に加え、生理検査を用いた定期的なスクリーニングを

　まずは足についての話を患者さんに訊き、わずかな症状でも見いだすことが大切です。そして、患者さんの足を「みる」（見る、視る、診る、看る）ことが重要です。

　身体所見をとるうえで、足背動脈や後脛骨動脈の脈拍触知の有無は重要であり、Ratschowの下肢挙上ストレス試験もぜひ行いたいものです。

　症状のない時点で早期にPADを発見するためには、定期的に検査を行うことも重要です。足関節／上腕血圧比（ABI）、足趾／上腕血圧比（TBI）、皮膚灌流圧（SPP）などは、非侵襲的な生理検査でPAD診断に有用であり、実際の臨床現場においても汎用されているスクリーニング検査方法です。

　また、動脈の硬さの指標である心臓足首血管係数（cardio ankle vascular index：CAVI）や脈波伝導速度（pulse wave velocity：PWV）、末梢の酸素分圧を示す（transcutaneous oxygen pressure：$tcPO_2$）を用いることで、PADの診断や評価に役立ちます。

　これらの結果によっては、下肢動脈エコー、MDCT（multi-detector row CT）、MRA（magnetic resonance angiography）、下肢動脈造影などの画像検査を用いることで、狭窄部位の同定や狭窄の程度の評価が可能となり、治療に結びつけることができます。

Point 3　フットチェックを定期的に行うシステムの構築がPADの進展・予防に有用

　定期的に足の状態をチェックするシステムの構築も大切です。当院の透析室では、足病変（皮膚白癬・鶏眼・胼胝・角化症・巻き爪・爪白癬・変形・潰瘍）の有無、PADの有無などを基に0a、0b、1〜4の6つのカテゴリーに分類したフットケアプログラム「鎌倉分類」を作成し、全透析患者に対し活用しています。このシステムを運用することで、透析患者の新規下肢潰瘍発生率や下肢切断率が低下するなどの効果が出ています[3]。

▶鎌倉分類→p.68

（石岡邦啓）

参考文献

1）Ishioka K, Ohtake T, Moriya H et al. High prevalence of peripheral arterial disease (PAD) in incident hemodialysis patients: screening by ankle-brachial index (ABI) and skin perfusion pressure (SPP) measurement. *Renal Replacement Therapy* 2018; 4: 27.

2）Okamoto K, Oka M, Maesato K, et al. Peripheral arterial occlusive disease is more prevalent in patients with hemodialysis: Comparison with the findings of multidetector-row computed tomography. *Am J Kidney Dis* 2006; 48: 269-276.

3）愛甲美穂，日髙寿美，石岡邦啓，他：透析患者における末梢動脈疾患 —リスク分類（鎌倉分類）を用いたフットケア介入による重症下肢虚血進展防止に対する有用性—．日本透析医学会雑誌 2016；49（3）：219-224.

1 | セルフケア支援に必要な情報と足の観察

フットケアは、医療者が定期的に観察しケアを実施するだけでなく、自分自身や家族によるケア、継続的なケアが重要です。セルフケア支援に必要な情報と足の観察について詳しく解説していきます。

セルフケア支援に必要な情報

セルフケアは、米国における看護理論家であるドロセア・オレム（1914～2007年）により1971年に「セルフケア概論」が発表され、現在のセルフケア理論となっています。オレムは、「看護師は何をするのか？　なぜするのか？　その結果はなにか？」を明確にしようとエネルギーを費やし、看護の概念を形成・表現することに至ったと考えられます[5]。

具体的な支援方法や目標は、ケースにより異なりますが、セルフケアに必要な情報を収集することでアセスメントを具体化し、問題点を抽出することが可能となります。

● **フットケアのセルフケア支援に必要な情報**

	情報
属性	年齢、性別、婚姻、職業、経済状態、教育歴、文化的背景
身体的状況	姿勢、歩行状態、平衡感覚、血流障害、神経障害、免疫力 栄養状態、視力、身体の柔軟性、握力
足の観察	次項（p.51）参照
生活状況	靴の履き方・選び方、生活様式、血流障害のリスク（喫煙、職業従事環境）足の清潔、爪切り、低温熱傷のリスク（入浴温度、サウナ、暖房器具、職業従事環境）、健康器具の使用（針灸、磁気治療、健康サンダル）、家庭内の環境（段差や敷居、清掃状況）
学習準備状態	理解力、記憶力、視力、聴力、触覚、臭覚、感覚刺激に対する感受性、ADL能力、運動機能障害
精神的学習状態	精神的に知識を学ぶ用意ができているか、学習責任がもてる精神的成熟を遂げているか、学習の意欲の有無
求めている情報と優先順位	フットケアについて何を知りたいと考えているか
知識と技能のレベル	フットケアについての知識と技能
自分の健康や医療での態度や対応、感じ方	過去の健康歴、健康観、過去の足病変、足病変や症状の適応段階、フットケアと健康の影響の考え、自己管理状況、フットケアに対する考え
社会的・環境的因子	家族や介護者の有無、家族の反応、家族の学習意欲、参加意欲、患者の理解度、地域や職場環境での援助、安全な家庭環境・設備、医療保険や介護保険の利用

足のアセスメントと観察

　足のアセスメントと観察は、着目する足の症状により３つに分けて考える必要があります[2]。透析患者のアセスメントでは、①②③すべての項目が必要といえるでしょう。

● 足のアセスメント

アセスメントの視点	アセスメント項目
①足に生じている症状を評価する	自覚症状の評価 皮膚・爪のアセスメント 潰瘍・感染徴候のアセスメント
②足に生じている症状がなぜ起きているかを評価する	既往歴・生活習慣歴、リスクファクターの評価 骨・筋肉・関節のアセスメント 神経・感覚機能のアセスメント 循環障害のアセスメント 歩行状態のアセスメント 栄養状態のアセスメント（フレイル・サルコペニア） 装具のアセスメント
③足に生じている症状が今後どのようになる可能性があるのかを評価する	潰瘍や壊疽に至る可能性 切断に至る可能性 生活への影響など

大江真琴, 真田弘美：第7章足のアセスメントと検査　アセスメントの目的と系統的評価方法. 日本フットケア学会編, フットケアと足病変治療ガイドブック第3版, 医学書院, 東京, 2017：39. より引用

①足に生じている症状を評価する
●自覚症状の評価

　維持透析を対象とする場合、初診時の場面ではありませんが、症状の内容、部位、経過、変動、といった項目を的確に問診することができるうえ、症状からより具体的なアセスメントができる問診になっています。

● 問診のポイント

- 自覚症状の内容を具体的にする：どのような、どんなとき
- 症状の部位を特定する：どこが、どこの部位が
- 症状の経過：いつから、どのように
- 症状の変動を聞く：症状の軽快因子、増悪因子

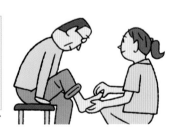

小笠原祐子：第7章足のアセスメントと検査　自覚症状の評価, 日本フットケア学会編, フットケアと足病変治療ガイドブック第3版, 医学書院, 東京, 2017：41. より引用

●皮膚・爪のアセスメント

皮膚では、性状、色調、冷感・熱感、乾燥・亀裂・鱗屑、胼胝・鶏眼・疣贅、角化、浮腫・腫脹などがアセスメントの主要な項目となります。

爪の性状では、爪甲の形状や色調、爪周囲の状態からアセスメントできます。肥厚や変形、爪周囲炎などは視診により容易に判断できる項目です。

▶皮膚の構造→p.13／爪の構造→p.15

●頻度の高い皮膚と爪の足病変

胼胝・鶏眼・疣贅 荷重を強く受けた部位の機械的刺激により角質が増殖することが原因であり自己防衛的な反応によるものです。

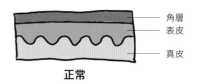

正常

胼胝	鶏眼	疣贅
角質が丘状に扁平に盛り上がった状態で、足底部では、2、3趾の中足骨頭部や拇趾丘部、小趾丘部などに好発する。	中央部に透明な目のような角質の塊からなる核をもつ、楔形の過角化性局面である。足趾間や第5趾の背側などに好発する。	ウィルス感染によるいぼで、胼胝や鶏眼のように削ってしまうと出血したり増殖したりすることもある。医師による鑑別が必要。

足白癬 足の裏・足の縁・趾間の部分に生じ、皮膚の症状によって3つに分類されます。

①趾間型	②水疱型	③角化型
足趾の間に発赤や水疱として始まり、白く浸軟する。強いかゆみを生じ、皮膚がむけてびらん形成をすることがある。	足趾間・足の裏・足の縁に小さい水疱を散在もしくは集蔟して、周囲に発赤を伴う。	足の裏が厚い角質で覆われ、踵では亀裂を伴う。長く罹患した結果で、かゆみはないことが特徴。爪白癬では、足白癬から続発して生じ、爪下の角質増殖を生じて厚くなる。白濁・脆弱化する[4]。

肥厚爪 爪甲自体が厚くなるもの、爪甲下の角質増殖によるものがあります。爪甲の発育方向が上方に向かうと、爪甲は厚くなります。角質増殖が起こる場合も爪甲が上方に押し上げられるため、肥厚が起こります。末梢循環障害などでは、爪甲の伸長が遅くなり爪が厚くなります[4]。

巻き爪 爪甲が内方に巻き、爪床を挟む状態です。足趾先端が長期にわたり圧迫されることが原因ですが、加齢や歩行負荷の減少などで側爪郭の指示組織が萎縮することで進行すると考えられています。

● **肥厚爪の例**

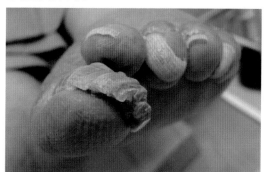

肥厚爪には、爪甲が重なって厚くなる場合と、爪甲下の角質増殖をきたして生じる場合がある。進行により鉤彎症へ進行する。

陥入爪 爪甲側縁が周囲の軟部組織に食い込む状態であり、悪化により発赤、腫脹し、進行すると肉芽を形成し軟部組織が肥厚します。細菌感染を伴うとひょう疽となり膿瘍を生じます[4]。

角化 高齢者や透析患者の皮膚乾燥は、角層の保湿機能の低下により起こり、水分含有に重要なアミノ酸が減少し、角層の水分量が有意に低下します。これにより水分含有能が損なわれ、乾燥が進み角化の原因となります。透析患者では、水分を蒸散する機能が抑制されドライスキンが進行し、さらに角化が進んでいると考えられます。足に生じている症状がなぜ起きているかを評価します。

②足に生じている症状がなぜ起きているかを評価する

●神経・感覚機能のアセスメント

　自覚症状を把握することが重要であり、症状の出現パターンとして左右対称、出現部位、出現時のタイミングなど、他の理学的検査などと併せて評価します。

　症状として、痛み、しびれ、温度感覚の異常、知覚神経、運動神経、自律神経の障害があり、糖尿病ではすべてに障害を起こしていると考えられます[5]。

●神経感覚のアセスメントの方法

触覚　触覚の検査はやわらかい毛筆を用い、穂先で皮膚表面に軽く触れて検査を行います。

痛覚　安全ピン、または針で皮膚を軽くつつく検査です。皮膚を傷つけないよう常に同じ力を加えます。

温度覚　40〜45℃の温水と、10℃程度の冷水をそれぞれ試験管に入れ用います。温度感覚は皮膚の部位や皮膚温によって異なるため、対称部位を同一の状態で比較します。

知覚　Semmes Weinsteinモノフィラメントは比較的簡便にできる検査です。数種類の太さのフィラメントがありますが、5.07（10gの圧力）を用いることが一般的で、5.07での触覚異常では糖尿病足病変のリスクが高くなります。

◉ モノフィラメントによる検査方法

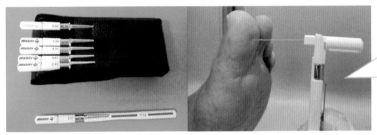

モノフィラメント（10g　5.07）圧力知覚検査

- まず手の甲などに確実にフィラメントを感じる部位を用い数か所テストしフィラメントの感覚を理解させる
- 同部位に3回行い、うち1回は実際には当てない「偽」検査を行う
- 角質肥厚部位は知覚が鈍い可能性があり検査部位としない

アキレス腱反射　膝を立て足首から先が出るように中に浮いた状態を保持させ、打腱器の重さ利用してアキレス腱を叩き、腱反射の有無や程度を調べます。

振動覚　128Hzの音叉を用い、足関節の内踝、外踝、第1趾足背部などで測定します。音叉を叩き、振動が感じられなくなるまでの時間を測定する方法です。通常は10秒以下で異常と判定しますが、60歳以上では7～8秒以下を異常とします。また、皮下浮腫や肥満などにより皮下に骨を触れることが困難な場合では適応しません。高齢者では、器質的障害がなくとも減弱していることもあり、病的なものであるか判定に留意します。

循環障害のアセスメント（触知）　血流障害の評価では、触診による動脈触知、皮膚温度など実際に手で触れて観察します。ドプラなども簡便で評価しやすい検査です。

● パルスドプラによる検査方法

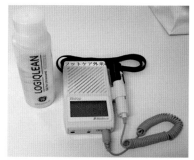
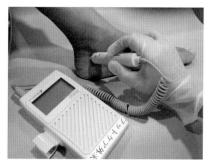

足背動脈や後脛骨動脈でのパルスドプラ波形にて、狭窄を確認する。

足背動脈や後脛骨動脈が触知できていても
年1回は、ABIやSPPなどの検査を実施し
血流を評価し前回と比較しましょう。

（愛甲美穂）

引用文献

1) 大江真琴，真田弘美：足のアセスメントと検査　アセスメントの目的と系統的評価方法．日本フットケア学会編，フットケアと足病変治療ガイドブック第3版，医学書院，東京，2017：39.
2) 小笠原祐子：足のアセスメントと検査　自覚症状の評価，日本フットケア学会編，フットケアと足病変治療ガイドブック第3版，医学書院，東京，2017：41.
3) 高山かおる，他：皮膚科患者のフットケア．日本フットケア学会編，フットケア 基礎的知識から専門的技術まで 第2版，医学書院，東京，2012：103-114.
4) 内村功：糖尿病患者にみられる足病変とリスク因子．看護技術 2004；50（8）：11-17.

参考文献

5) 田中真琴，数間恵子：6ドロセア・Eオレム　セルフケアの観点から考える．筒井真優美編，看護理論　看護の20の理解と実践への応用，南江堂，東京，2015：76-86.

2 | 血液検査データの見かた

透析を継続するうえで大切なのは、定期検査と自己管理です。PADを予防するためには、動脈硬化をしっかりとコントロールすることが大切です。本項では、PAD予防の観点における血液検査データの見かたについて説明します。

透析患者における血液検査データの管理

透析患者では、PAD予防のために、いくつかの血液検査項目で管理目標値が設定されています。

● 透析患者における検査データの管理目標値

検査項目	管理目標	検査項目	管理目標
血清リン（P）	3.5 ～ 6.0mg/dL	血糖値	<180 ～ 200mg/dL： 透析開始前
血清カルシウム（Ca）	8.4 ～ 10.0mg/dL 血清Alb濃度が4g/dLより低いときは、検査したCa値に（4-Alb濃度）を足したものが補正Ca値	HbA1c	透析患者においては参考値
血清インタクトPTH	60 ～ 240μg/mL	LDLコレステロール	一次予防 <120mg/dL 二次予防 <100mg/dL
グリコアルブミン（GA）	<20%（基本的に） <24%：低血糖を繰り返す場合や心血管イベントの既往を有する場合	Non-HDLコレステロール	一次予防 <150mg/dL 二次予防 <130mg/dL
		血清アルブミン（Alb）	4.1 ～ 5.1g/dL

①血清リン（P） 管理目標値：3.5～6.0mg/dL

● 高P血症は通常無症状ですが、血管石灰化をきたし、PADのみならず、心血管疾患や死亡リスクの増大に大きく関与することが知られています。

● 透析患者で高P血症を認めた場合、まずは十分な透析量の確保とP制限の食事指導が基本となります。食事管理では、加工食品、インスタント食品、食品添加物などには無機Pが多く含まれ、吸収率が高く注意が必要です。

②血清カルシウム（Ca） 管理目標値：補正Ca濃度8.4～10.0mg/dL

● 長期の慢性透析患者では、P吸着薬として沈降炭酸カルシウムや活性型ビタミンD3製剤の使用もあり、高Ca血症（補正Ca>10.0mg/dL）を呈する症例が多くみられます。

● 高Ca血症は、軽度の場合は無症状ですが、重度の高Ca血症では口渇や便秘・嘔気などの消化器症状や意識障害を認めることがあります。

● 透析患者における高Ca血症は血管石灰化をきたすことが知られており、近年では正常値内で低めにコントロールすることが推奨されています。

③血清インタクト PTH　管理目標値：60〜240 µg/mL

● インタクト PTHは、適切な骨回転を維持するうえでの重要なホルモンです。PTHが過剰になると骨吸収が促進され、骨がもろくなります。一方、PTHが低い場合には骨吸収が抑制され、異所性石灰化が進みます。

● 透析患者において、インタクト PTH レベルとPAD発症率、透析前拡張期血圧とは、有意な負の相関を認めることが知られています[1]。

④グリコアルブミン（GA）、血糖値、HbA1c

管理目標値：GA<20％未満（低血糖を繰り返す場合や心血管イベントの既往を有する場合は
＜24％）、随時血糖値（透析前血糖値・食後2時間血糖値）<180〜200mg/dL

● 透析患者における血糖管理は重要であり、糖尿病網膜症・神経障害などの細小血管症の進展抑制に加え、大血管症や感染症などの合併症対策でも重要です。

● 透析患者の血糖管理指標として、GAと随時血糖値が用いられます。一般の糖尿病患者で使用されているHbA1c値は参考程度に用いられます。これは、透析患者では赤血球寿命の短縮やエリスロポエチン製剤投与による幼若赤血球の割合増加により、HbA1c値が低下するためです。

● 透析患者の血糖管理の指標として、GA値20％未満と随時血糖値（透析前血糖値・食後2時間血糖値）180〜200mg/dL未満が推奨されています[2]。心血管イベントの既往歴を有する場合や、低血糖傾向のある患者さんはGA値24％未満を目標とします[2]。

⑤脂質管理

● 血清脂質の高値は粥状動脈硬化の危険因子として重要です。日本透析医学会（JSDT）のガイドラインによると、LDL-C高値、HDL-C低値、TG高値は心筋梗塞発症の予測因子となっています。しかし、透析患者のPADに対する脂質管理については、一定の見解が得られていないのが現状です。

⑥血清アルブミン（Alb）　管理目標値：4.1〜5.1g/dL

● Albは透析患者の栄養状態の1つの指標であり、生命予後に強く関係することが知られており、血清Alb値が3.0g/dL未満での死亡リスクは3倍にも上ります[3]。

● 低栄養・炎症・動脈硬化の状態が合併したMIA症候群においては、PADもきたしやすく、注意が必要です。

（石岡邦啓）

参考文献

1) O'Hare AM, Hsu CY, Bacchetti P, et al. Peripheral vascular disease risk factors among patients undergoing hemodialysis. *J Am Soc Nephrol* 2002; 13: 497-503.
2) 日本透析医学会：血液透析患者の糖尿病治療ガイド2012．日本透析医学会雑誌 2013；46（3）：311-357.
3) 日本透析医学会統計調査委員会：図説 わが国の慢性透析療法の現況2009年12月31日現在．日本透析医学会 2009.

3 | 生理学検査の見かた

PADの指標となる生理学検査の項目として、足関節／上腕血圧比（ABI）、足趾／上腕血圧比（TBI）、心臓足首血管係数（CAVI）、脈波伝導速度（PWV）、皮膚灌流圧（SPP）、経皮酸素分圧（tcPO$_2$）について解説していきます。

PADの指標となる生理学検査の項目

動脈硬化の症状は早期には乏しく、~~PAD患者の約半数は無症候性である~~ことが知られています。PADの症状はFontaine分類で示されますが、いきなりⅣ度で発見され重症化をきたす例もみられます。

そこで、以下のような非侵襲的な代替指標を用い、早期に発見して危険因子の対策を行うことで、重症化を予防します。

●Fontaine分類

Ⅰ度	冷感・しびれ
Ⅱ度	間欠性跛行
Ⅲ度	安静時疼痛
Ⅳ度	潰瘍・壊死

①足関節／上腕血圧比（ABI）

● ABIはPADの最も重要なスクリーニング検査の１つで、症状の有無にかかわらず、年１回測定することが推奨されています。

●ABIの計算式と測定方法

ABI＝（足首の最高血圧）÷（上腕の最高血圧）

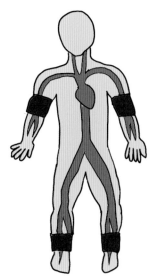

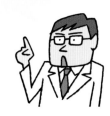

血液透析患者さんでは非シャント側で上肢の血圧を測定します。

安静時に足関節と上腕で血圧を測定し、算出する。

●基準値は、非透析患者では0.9未満ですが、透析患者では、下肢の血管石灰化が高度で、膝下の末梢病変が多いことから、1.02未満が推奨されています。1.3以上の場合は石灰化病変の可能性があり、注意が必要です。

◉下肢虚血評価検査のカットオフ値・感度・特異度

検査	カットオフ	感度	特異度
足関節/上腕血圧比(ABI)	0.9	29.9	100
足趾/上腕血圧比(TBI)	0.6	45.2	100
皮膚灌流圧(SPP)	50	78.6	91.6
経皮酸素分圧(tcPO$_2$)	50	61.1	70.0

②足趾/上腕血圧比(TBI)

●糖尿病や透析患者では下腿動脈壁の石灰化が起こりやすいため、足首動脈の石灰化が強くABIが正確に測定できない症例がみられます。その場合、足趾動脈は石灰化の影響が少ないため、TBIを用います。

◉TBIの計算式

$$TBI＝(足趾の最高血圧)÷(上腕の最高血圧)$$

●TBIの基準値は0.7以上であり、0.6以下の場合には下肢動脈の閉塞や狭窄を疑います。
●糖尿病や透析患者のような石灰化が疑われる症例では、ABIが1.3未満であっても血管石灰化による偽正常化があるため、TBIの実施が推奨されます。また、バージャー病では末梢動脈優位に病変がみられるため、TBIの測定が望ましいとされています。

③心臓足首血管係数(CAVI)

●CAVIは大動脈を含む心臓(Cardio)から足首(Ankle)までの動脈(Vascular)の硬さを、血圧に依存せずに簡易に測定できる指標(Index)です。
●CAVIは頸動脈エコーなどで測定されるスティフネスパラメータβ法に基づき算出され、血管の硬さを定量化します。動脈硬化が進行するほど高い値となります。
●大動脈の伸展性の低下は心疾患の発症や予後を規定する因子となることが知られており、早期診断と管理に役立ちます。

◉CAVIによる評価

CAVI<8.0	正常範囲
8.0≦CAVI<9.0	境界域
9.0<CAVI	動脈硬化の疑い

④脈波伝導速度（PWV）

● PWVは、心臓の拍動（脈波）が動脈を通じて手や足に届くまでの速度のことです。動脈壁が厚くなったり、硬くなったりすると、動脈壁の弾力性がなくなり、脈波が伝わる速度が速くなります。

● PWVは、腕と足の4か所のセンサー間の距離と、脈波の到達所要時間を測定して計算します。

● 数値が高いほど動脈硬化が進行していることを意味し、1400cm/秒以上で異常とみなされます。下肢にPADがあるとbaPWV値が低下するので、ABIと併せた評価が必要です。

●PWVの計算式と測定方法

$$\text{PWV} = \text{両センサーの距離} \div \text{脈波の到達所要時間}$$

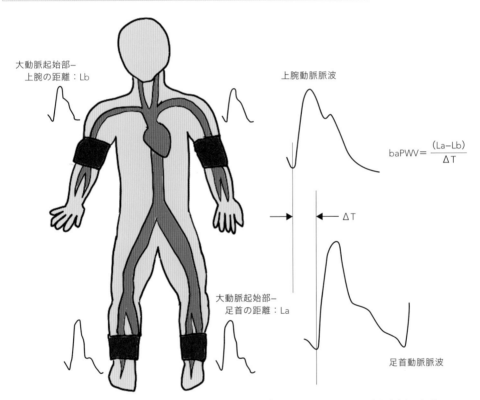

島倉淳泰，高田正信：血管機能検査－CAVI，PWV，ABI．日内会誌 2013；102：335-343．より改変して転載

⑤皮膚灌流圧（SPP）

SPPは、下肢の血流を評価する重要で精度の高い検査法です。皮下組織の微小循環内の血球や組織にレーザー光を当て、血流量を評価します。

● SPPの測定方法

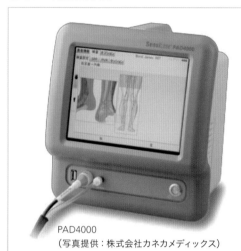

PAD4000
（写真提供：株式会社カネカメディックス）

①測定部位（足背、足底）にレーザーセンサプローブを設置し、その上からカフを巻く。

センサー

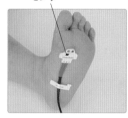

計測したい場所の皮膚に
センサーをつける。

カフ

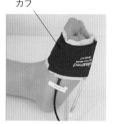

その上にカフを巻いて
灌流圧を測定する。

②カフを加圧し測定部位を駆血したあと、一定の速度で減圧し、血流が再開し始めたときのカフ圧をSPP値とする。

● PADの診断では、SPP値50未満をカットオフ値とした場合、感度、特異度とも精度が高いのが特徴です。
● 創傷治癒には、SPP値30mmHg以上が必要とされています。

⑥経皮酸素分圧（tcPO$_2$）

● tcPO$_2$は、加温した電極を皮膚に貼り付けて皮膚表面の毛細血管の酸素の濃度を測定する検査です。最大6か所まで同時に、リアルタイムで測定できます。
● カフを巻いて足を締め付ける必要がなく、疼痛のある患者さんでも測定しやすいというメリットがあります。
● PADの診断には、カットオフ値50mmHgを用いることが多く、創傷部位の治癒には30mmHg以上が必要とされています。
● 現在では、スクリーニングよりは重症度の判定や治療範囲の決定、治療効果の判定などに用いられます。

（石岡邦啓）

4 | 画像検査
（単純X線、CT、MRI、血管エコー）

透析患者では糖尿病を有している場合が多く、糖尿病足病変では、血管障害、神経障害、細菌感染によって生じる骨軟部組織の変化がそれぞれ複雑に関与します。画像検査により変形の程度、炎症・感染の範囲を正確に評価し、効果的な治療法を選択することで、障害の進行を遅らせ、大切断などの重大な合併症を未然に防ぐことができます。

単純X線検査

　X線画像とは、X線を照射し、撮像部位を通り抜けたものを検出器で測定し、画像として構成したものです。CTやMRIと比べて情報量が少なく、粗大な病変の確認がメインとなりますが、患者さんの負担が少なく、比較的容易に検査が可能です。定期的に撮像することで、比較評価を行います。

　X線画像では、骨病変や関節変形、軟部組織を評価します。

●X線画像により評価可能な病変

骨	骨髄炎による骨皮質の破壊、骨梁の消失、溶骨性変化※
関節	神経病性関節症（シャルコー関節）、ハンマートウ、外反母趾、小趾内反などの関節破壊・変形
軟部組織	腫脹、欠損といった変化、血管中膜の石灰化（メンケベルグ型石灰化）

※溶骨性変化は骨の脱灰がある程度（30～50％）進行しなければ画像所見に現れないため、骨髄炎早期の診断にはMRIが勝る

●左第2趾骨髄炎のX線写真

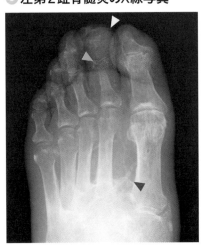

診断名　左第2趾骨髄炎を伴う皮膚潰瘍
　▼ 末節骨・中節骨・基節骨遠位部の溶骨性変化
　　 軟部組織の腫脹
　▼ メンケベルグ型石灰化

● 足部のX線画像（シャルコー関節）

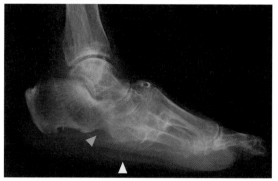

CT検査

　X線画像同様にX線を照射して行う検査ですが、多方向から照射することで得られたデータをコンピューターで構成し、撮影部位の断面を評価することができます。

　また、多断面を再構築することで、さまざまな方向からの断面評価も可能となります。3D-CTでは骨、関節の立体画像が得られ、造影を行えば血管走行の評価が可能になります。

　軟部組織の評価では、脂肪組織濃度の上昇（dirty fat sign）から、おおよその炎症の広がりを評価することも可能ですが、MRIに劣ります。しかしながら、比較的短時間で広範囲を撮像可能であり、壊死性軟部組織感染症などの緊急外科処置を必要とする場合には、炎症やガス像の広がりなどの評価のため積極的に撮像されます。

● ガス壊疽のCT画像

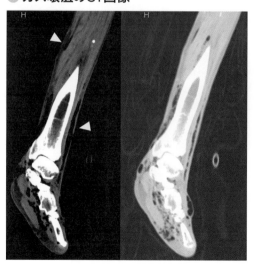

MRI検査

　磁力と電磁力によって変化させたプロトン（水素原子核）の動きを測定し、撮像部位の断面像を得ることができます。放射線被曝の心配はありませんが、体内に金属を留置している患者さん（古いペースメーカーなど）では撮像できない場合があり、また検査自体に比較的時間がかかります（15分〜1時間ほど）。

　X線写真やCT画像では評価が難しい、腱・靱帯や各軟部組織の境界や、炎症所見の評価が可能で、糖尿病足病変の画像検査、特に骨髄炎の評価では最も有用とされます。

　炎症を伴う組織はT1強調像で低信号、T2強調像で高信号を呈します。脂肪組織の信号と区別するため、炎症の評価には脂肪抑制T2強調像が適しています。

● MRI画像における足部の信号

T1強調像（T1WI）

信号強度	画像	観察組織
高信号 ↕ 低〜無信号	白	脂肪（皮下脂肪、骨髄）
	灰	筋肉
	黒灰	水
	黒	腱・靱帯・骨皮質

T2強調像（T2WI）

信号強度	画像	観察組織
高信号 ↕ 低〜無信号	白	水
	灰	脂肪（皮下脂肪、骨髄）
	灰	筋肉
	黒	腱・靱帯・骨皮質

● 骨髄炎のX線画像とMRI画像

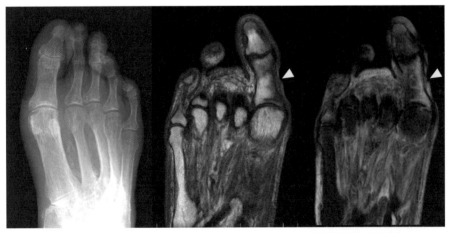

X線写真　　　　　　　　MRI（T1強調像）　　　　　　MRI（脂肪抑制T2強調像）

診断名　右第Ⅰ趾基節骨骨髄炎

左第Ⅰ趾MTP関節に皮膚潰瘍を形成しており、MRI画像ではT1強調像で低信号、脂肪抑制T2強調像で骨髄内に高信号（　）を呈し、骨髄炎の診断となった。
比較的早期の骨髄炎であり、単純X線写真では明らかな骨髄炎所見は確認できない。

● 足底腱膜炎のMRI画像

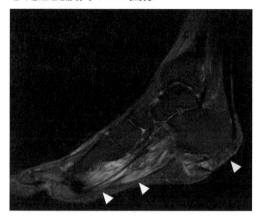

診断名 **左踵部皮膚潰瘍を契機とした感染性の足底筋膜炎**
脂肪抑制T2強調画像にて踵部の皮膚縁の不整（　）、足底
筋群に高信号（▽）を呈する。踵骨には高信号なく、骨髄
炎所見は認めない。

血管エコー（下肢動脈エコー）検査

　下肢動脈エコー検査は、足趾の疼痛や難治性潰瘍などで、末梢動脈疾患（PAD）を疑った場合に、ABIやSPP検査とともに血管狭窄の評価で重要となります。動脈狭窄や閉塞のある下肢動脈では、カラードプラ法にて血管内腔の狭窄や途絶がみられ、パルスドプラ法では収縮期最高血流速度（PSV）の上昇や、病変前後での動脈血流速度波形に変化がみられます。波形変化がみられた場合は、それよりも中枢で病変部を検索し、狭窄率や病変形態を評価します。

　また、病変部のPSVR、波形パターンの分類（Ⅰ型～Ⅳ型）から、病変部位の狭窄の程度を推定することができます。PADの診断だけでなく、血管形成術の治療効果判定にも用いられます。

● エコー画像の見かた（浅大腿動脈血管エコーの例）

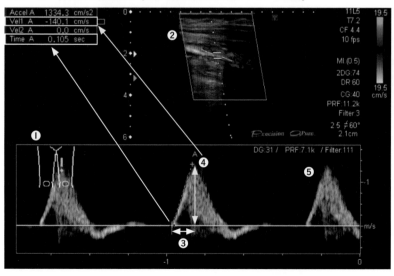

①計測部位のマーカー
　（左浅大腿動脈）
②カラードプラ法による血流の確認
③AcT（＝105msec）
④PSV（1.4m/s）
⑤血流波形（Ⅲ相波）

◉ 血管の狭窄・閉塞によるドプラ血流パターン変化のイメージ

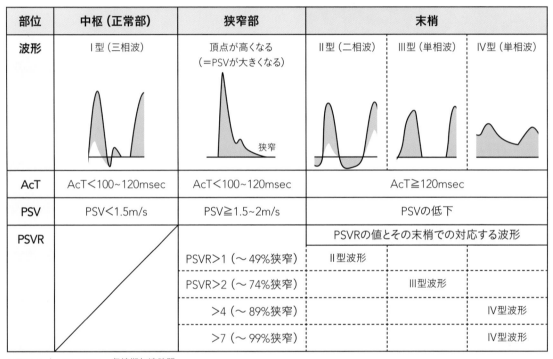

部位	中枢（正常部）	狭窄部	末梢		
波形	Ⅰ型（三相波）	頂点が高くなる（＝PSVが大きくなる）狭窄	Ⅱ型（二相波）	Ⅲ型（単相波）	Ⅳ型（単相波）
AcT	AcT<100~120msec	AcT<100~120msec	AcT≧120msec		
PSV	PSV<1.5m/s	PSV≧1.5~2m/s	PSVの低下		
PSVR		PSVR>1（〜49%狭窄）	PSVRの値とその末梢での対応する波形		
			Ⅱ型波形		
		PSVR>2（〜74%狭窄）		Ⅲ型波形	
		>4（〜89%狭窄）			Ⅳ型波形
		>7（〜99%狭窄）			Ⅳ型波形

AcT：acceleration time，収縮期加速時間
PSV：peak systolic velocity，収縮期最高血流速度
PSVR：狭窄直後PSV/狭窄前PSV
※膝下3分枝の動脈には上記PSV，PSVRでの狭窄評価は当てはまらない

（岩永洋平、高見佳宏）

参考文献

1) 小林由紋子：足の画像診断．メディカルサイエンスインターナショナル，東京，2013：183-190．
2) 松尾汎：超音波による大動脈・末梢動脈病変の標準的評価法．超音波医 2013；40（2）：139-145．
3) 八鍬恒芳：下肢動脈．検査と技術 2019；47（3）：460-469．

5 | 評価とリスク分類

透析患者の足病変を早期に発見するためには、ここまで解説してきたように、さまざまな角度からの検査・観察が行われます。たくさんの情報から効率よく異常を発見していくためには、正常、異常を的確に見きわめて評価していくことが求められます。また、観察者による差異が生じないことも大切です。そのために有用なツールとして、WIfI分類、鎌倉分類を中心に解説していきます。

WIfI分類[1]

WIfI分類は、重症下肢虚血（CLI）を評価する方法として、2015年に末梢動脈疾患（PAD）のガイドラインに掲載されました。

CLIの治療方針を決定するため、W：wound（創の状態）、I：ischemia（虚血）、fI：foot infection（感染）の3つの組み合わせにより総合的に検討し、ステージングを行います。

▶CLI→p.5

● Wound

W	Rutherford分類	潰瘍		壊死
		深さ	部位	
0	class 4	−	−	−
1	class 5、6	Ⅰ（表層のみ）	どの部位でも	−
		Ⅱ、Ⅲ（深層まで）	趾	
2	class 5、6	Ⅰ（表層のみ）	踵	−
		Ⅱ、Ⅲ（深層まで）	踵を除く（部位は問わないが、趾切断あるいは通常の中足骨切断±植皮で救肢可能）	趾
3	class 5、6	Ⅱ、Ⅲ（深層まで）	どの部位でも（救肢のためには、ChopartやLisfrancといった非定型的切断や複雑な創傷被覆処置が必要）	趾以外に及ぶ

▶Rutherford分類→p.110

● Ischemia

I	ABI	足関節血圧（mmHg）	足趾血圧、tcPO$_2$（mmHg）
0	≧0.80	>100	≧60
1	0.60〜0.79	70〜100	40〜59
2	0.40〜0.59	50〜70	30〜39
3	≦0.39	<50	<30

● foot Infection

fI	局所感染	全身感染
0	−	−
1	皮膚、皮下組織（限局：潰瘍周囲の発赤0.5〜2.0cm	−
2	皮膚、皮下組織（限局：潰瘍周囲の発赤>2.0cm 深部（膿瘍、骨髄炎、筋膜炎）	−
3	+	+

日本循環器学会，日本インターベンショナルラジオロジー学会，日本形成外科学会，他：末梢閉塞性動脈疾患の治療ガイドライン（2015年改訂版），2015：19．より引用
https://j-circ.or.jp/old/guideline/pdf/JCS2015_miyata_d.pdf（2020.11.01アクセス）
Mills Sr JL, Conte MS, Armstrong DG, et al. The Society for Vascular Surgery Lower Extremity Threatened Limb Classification System: risk stratification based on wound, ischemia, and foot infection（WIfI）. J Vasc Surg 2014; 59: 220–234. e1–e2.

鎌倉分類

透析患者の足を管理するためには、すべての患者さんに対して、透析日ごとに観察やケアを行うことが理想といえます。しかし実際には、限りあるマンパワーで兼務することも多いため、難しいのではないでしょうか。すべての患者さんを透析日ごとに観察することは、現実的ではありません。

そこで、透析患者をリスクにより層別化し、リスクの高いグループでは観察頻度を上げ、リスクの低いグループでは観察頻度を下げるという観察プログラムを策定しました。それが、「鎌倉分類」です。

● **鎌倉分類**

	カテゴリー		ケアの間隔	ケアの実際
0a	PADなし	足病変なし	6か月に1回	フットチェック・セルフケア指導
0b	PADなし	足病変あり	3か月に1回	フットチェック・セルフケア指導 爪切り・鶏眼・胼胝・角化症・白癬ケア
1	PADあり	足病変なし	2か月に1回	フットチェック・セルフケア指導
2	PADあり	足病変あり	1か月に1回	フットチェック・セルフケア指導 爪切り・鶏眼・胼胝・角化症・白癬ケア
3	PADあり	CLI（潰瘍）	透析日ごと	フットチェック・セルフケア指導 爪切り・鶏眼・胼胝・角化症・白癬ケア
4	切断既往、予定		透析日ごと〜1/週	病変ケア・ナラティヴアプローチ

①カテゴリーの考え方

PADと足病変の有無により、カテゴリーを分類しています。

PADの評価では、「血液透析患者における心血管合併症の評価と治療に関するガイドライン」[2]で推奨されている足関節／上腕血圧比（ABI）、皮膚灌流圧（SPP）により、ABI値は1.02〜1.42、SPP値は≧50mmHgをカットオフ値としました。

足病変については、軽微な皮膚病変として、皮膚白癬、鶏眼、胼胝、角化症、巻き爪、爪白癬、足変形、軽微な潰瘍の8項目を足病変と定義しました。

0はPADなしの群であり、足病変のない患者さんを「0a」、足病変のある患者さんを「0b」としています。「1」〜「4」はPADありの群として、足病変のない場合は「1」、足病変がある場合は「2」、潰瘍を呈した重症化肢虚血（CLI）を「3」、切断の既往や予定のあるCLIを「4」とし、合計6群に分けています。　　　　　▶ABI→p.58／SPP→p.60

②ケアの内容

カテゴリーに応じて、ケアの間隔と内容を定めています。

ケアは、フットチェックやセルフケア支援（教育）が中心です。足病変に応じ、巻き爪や肥厚爪のケア、コーンカッターやグラインダーなどを用いての胼胝・鶏眼・角化のケア、保湿ケアなど、比較的軽微な皮膚病変のケアを中心に施行しています。

> このプログラムを用いて3年間評価を行った結果、切断数、潰瘍発症数の減少が確認でき、Cochran-Armitage傾向検定を用いた比較検討では、有意差が得られました。
> 現在もこのプログラムによるフットケア介入を続けており、改善すべき点をみつけ、より良いプログラムへ更新していくことが重要と考えています。

▶足のアセスメントと観察→P.51

下肢末梢動脈疾患指導管理加算

2016年に人工透析患者への下肢末梢動脈疾患指導管理加算（100点/月1回）が開始されてから、透析施設におけるフットケアは広がりをみせています。

日本透析医学会施設会員名簿（2017年度）に登録された4,026施設を対象に各都道府県の普及率を算出した結果、全透析施設の76.6%（3,087）が申請を行い、この制度を活用しています[3]。

この加算では、人工透析患者に対し、足関節/上腕血圧比検査（ABI）、皮膚灌流圧検査(SPP)を行って、血流が悪い患者さんについては連携施設に紹介をすることが要件となっています。また、診療記録を重視することで、早期に発見し、早期に治療開始することを目指しています。

ただし、看護師が行うケアについての要件はありません。このことは、看護師が行う透析患者のフットケアがいまだ標準化されず、独自の方法で行われる要因のひとつであると考えられます。

透析患者に対するフットケアは、概念や定義に曖昧な部分が多いため、糖尿病足病変でのフットケアがそのまま実践されているのが現状です。糖尿病腎症による透析導入が増加傾向にあるため、それで問題はないとも考えられます。しかし、本当にこのままでよいのでしょうか？

今後、透析患者に固有のフットケアが確立されるためには、明確な概念や定義が必要と考えます。本書を手に取っている方の1人ひとりがこの問題に向き合ってくださることも、そのための一歩になると信じています。

（愛甲美穂）

参考文献

1）日本循環器学会，日本インターベンショナルラジオロジー学会，日本形成外科学会，他：Ⅳ．下肢閉塞性動脈硬化症（ASO）．末梢動脈疾患のガイドライン（2015年改訂版）2015：19．

2）平方秀樹：第8章末梢動脈疾患.血液透析患者における心血管合併症の評価と治療に関するガイドライン．日本透析医学会雑誌 2011；44（5）413-413．

3）大浦紀彦：一般社団法人Act Against Amputation調査.糖尿病リソースガイド.
https://dm-net.co.jp/calendar/2018/028199.php（2020.11.01アクセス）

(Q.)

PADでは傷や痛みの症状が出てから紹介したほうがよいでしょうか？　受診のタイミングを教えてください。

Answer

　傷・痛みなどの有症状時は、下肢虚血がかなり進行しているととらえるべきです。

　腎不全保存期（透析になる前）から延々と進行してきた動脈硬化性変化は、透析期に入ると持続的な慢性微弱炎症、高リン血症、アシデミアの存在下でさらに加速的に進行します。実際、透析導入期ですでに25％もの患者さんがPADを合併し[1]、透析導入後では、心筋梗塞の既往がある場合は約5倍、脳卒中の既往がある場合は約10倍の比率でPADを合併します[2]。

　糖尿病を基礎疾患にもつ場合は、特に注意が必要です。虚血がかなり進んでも末梢神経障害（PN）や身体活動度の低下から疼痛・間欠性跛行を自覚しない場合があり、虚血潜在肢で小さな外傷を契機にいきなり重症虚血肢となることがあります[1]。

　さらに、疼痛・創傷出現後は、もともとあった虚血に加えて局所-全身の炎症や栄養状態の悪化とそれに伴った浮腫、腎不全環境下の免疫不全のため創傷治癒が遅れます。体液過剰時は浮腫により、血液透析中は除水により末梢循環が悪化し治癒しにくい環境にあります[1]。

　普段から定期的に、足・爪の変形・胼胝の有無・皮膚をよく観察し、足背および後脛骨動脈を触知するかどうか、皮膚の冷感はないか、見て触れるフットチェックで早期発見に努めましょう。足関節/上腕血圧比（ABI：測定機器がなければ非シャント上肢と同側足関節で血圧測定；足関節血圧/上腕血圧で計算）で1.0以下[3]、皮膚灌流圧（SPP）50mmHg以下[4] はPADととらえましょう。下肢末梢動脈疾患指導管理加算に謳われているABI 0.7以下、SPP 40mmHg以下では回復に難渋します。

　透析患者のPADは膝下の血管で石灰化の強い病変が特徴ですが、側副血行路が発達して末梢血流が保持されることもあります。PADが疑わしい場合はフットケアの頻度を上げ、適切な靴の使用と運動励行、抗血小板剤を追加することなどで対応し、精査加療可能な病院へ紹介しましょう。

（真栄里恭子）

引用文献

1) 日高寿美，小林修三：CKD合併末梢動脈疾患患者と運動療法．腎と透析 2016；80（2）：233-238.
2) 小林修三：多血管病．腎と透析 2016；80（1）：11-16.
3) 日高寿美，小林修三：透析患者の末梢動脈疾患（PAD）への対策はどのように行いますか？　臨床透析 2018；34（7）：759-763.
4) 日本透析医学会：末梢動脈疾患，日本透析医学会，血液透析患者における心血管合併症の評価と治療に関するガイドライン．日本透析医学会雑誌 2011；44（5）：412-418.

(PART 3)

透析患者のフットケア

透析患者の フットケア の全体像

透析患者の フットケア の 全体像

Point 1 効率よく観察・ケアを行い、必要な治療につなげることが大切

透析患者のフットケアの全体像は、観察、アセスメント、ケアの実践、記録と評価計画といった看護展開となります。ただし、実際には1つずつ行うのではなく、ケアの実践のなかで観察やアセスメントを行い、患者さんの思いやセルフケア状況を聞き取りながら次の目標を検討していきます。

臨床の場においては、限られた時間で効率よく観察やケアを実践し、必要な治療へつなげる判断力が求められます。看護師の観察や判断が、治療のタイミングを逃さず、救肢へとつながっていくと考えます。

◉ 当院でのフットケアの様子

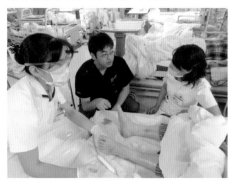

医師と看護師が協力しフットケアを実施することで、タイミングを逃さずに必要な治療につなげていく。

Point 2 足を守ることは、その人らしい生き方を支援すること

「歩く」ことは手段的日常生活動作（IADL）を向上し維持する機能であり、その機能をもつ「足」を生涯守ることがフットケアである[1]といわれています。

腎機能低下による透析導入となった患者さんは、臓器の喪失という大きな喪失感をもっています。さらに足を失うことで、ボディイメージの変化だけでなく、著しくIADLが低下し、その人らしく生きることも困難となるでしょう。

つまりフットケアは、患者さんの歩くという日常生活動作を維持し、その人らしい生き方を支援することにつながると解釈できます。

Point 3 患者さんと直接触れ合うことが重要な要素

　看護大辞典では、フットケアとは「足関節から末端（脚の末端）部位の組織（皮膚、爪、骨、関節、腱など）に対して関心を払い、正常と異常、問題点とその原因を明らかにし、問題の改善と予防を目的に足湯、爪切り、皮膚角質の処理、肌の手入れ、マッサージなど適切な技術を施す行為」[3]とされ、足部の直接的なはたらきかけが主眼とされています。

　看護師が行う透析患者のフットケアは、血流障害などの異常を早期に発見することはもちろん大切ですが、それだけではなく、ケアを通して、患者さんと直接触れ合うことに、大切な要素があります。

Point 4 フットケアの積み重ねにより患者さんとの関係を構築

　フットケアを通して、患者さんは自身の足にかかわるこれまでの問題や、生活における問題、思いなどを語ることが多くなります。看護師はその思いに寄り添いながら、生活環境や治療、セルフケアなど、フットケアにかかわる問題を支援していきます。

　また、フットケアは、1回の教育では十分ではありません。患者さんが自身で足を守る力を獲得できるよう、連続的なケアを提供していきます。こうしたかかわりを積み重ねるなかで、関係構築が困難な患者さんであっても、少しずつ関係を構築することができることがあります。

◎ フットケアの意義

1. 足のフィジカルアセスメントに足病変リスクの把握と予防
2. 患者教育の一環（足病変予防のためのセルフケア方法の指導）
3. リラクセーション
4. 末梢循環の改善、促進
5. 浮腫の改善
6. 足の保護、保湿、保温
7. 清潔保持、感染予防
8. 転倒予防
9. ADLの拡大
10. 患者ー医療者間の人間関係確立への一助

西田壽代：いま注目されているフットケアとは．月刊ナーシング 2006；26（9）：20．より引用

　透析患者のフットケア看護では、いまだ明らかにできていないことも多いですが、こうした質的な点についても研究を進めていくことが、フットケアのさらなる発展につながります。

（愛甲美穂）

引用文献

1）熊田佳孝：フットケアとは何か　フットケアの定義づけ，はじめようフットケア．日本看護協会出版会，2006：8-11.
2）西田壽代：いま注目されているフットケアとは．月刊ナーシング 2006；26（9）：20.
3）和田攻，南裕子，小峰光博総編集：看護大辞典 第2版．医学書院，東京，2010：2562.

1 | スキンケア・マッサージ

フットケアにおけるスキンケアは主に足の皮膚を対象とし、洗浄、足浴のほか、爪、胼胝、鶏眼のケアも含まれると考えられます。ここでは、こうしたスキンケアについて、ケア頻度の高い看護実践を中心に解説していきます。

また、医療者が行うメディカルマッサージについても解説し、看護のタッチングの効果についても考えていきます。

スキンケア

スキンケアは、日本褥瘡学会によると「皮膚の生理機能を良好に維持する、あるいは向上させるために行うケアの総称」[1] と定義されています。

具体的には、皮膚の刺激や異物、感染源の除去を目的とした洗浄、刺激物や異物、感染源から遮断や被覆、皮膚の保湿、浸軟を防ぐ水分の除去などがあり、皮膚の保護と、健常な皮膚への改善がスキンケアといえます。

①足の皮膚の特徴

まずは、フットケアで対象となる足の皮膚は、ほかの部位の皮膚と異なる特徴があることを理解しておきましょう。

● 足の皮膚の特徴

足底には毛組織がない	足底には汗腺が多い	足底の角質は脱落しにくいため角層が厚く、表皮組織が厚い

このように、足底は毛組織がないことから皮脂腺がなく、乾燥しやすい部位です。

また、踵や前足部は体重の荷重が強く、胼胝や鶏眼、角化といったトラブルの好発部位でもあります[2]。

②洗浄

洗浄とは、洗浄剤を使用して、異物や汚染物質を除去する行為を指します。

洗浄剤には固形洗浄剤、液状洗浄剤、泡状洗浄剤などがあります。どの洗浄剤を使用しても問題はありませんが、よく泡立て、皮膚に負担がかからないよう、泡でやさしく洗浄していきます。

また、アミロイド沈着のある皮膚では、摩擦による摩擦黒皮症を生じることがあるため、摩擦の強いナイロンタオルなどは使用を控えるか、十分に注意して使用しましょう。

洗浄の手順

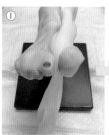
①
やわらかい布やガーゼなどを使用して指の間を洗う。

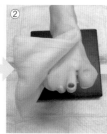
②
汚れと一緒に泡をふき取る。

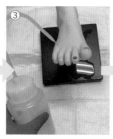
③
微温湯で流す。

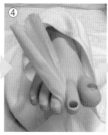
④
指の間の水分をふき取る。

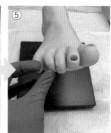
⑤
洗浄やふき取り時に観察を行う。

③足浴

　足浴は本来、入浴できない場合に行うケアですが、肥厚爪のケアの前に行うと、爪がやわらかくなることでケアが容易になり、痛みを軽減する効果もあります。

　ただし、潰瘍ケアとしての足浴は推奨されていません。創部がある場合は必ず医師と相談してから行うようにしましょう。

足浴の手順

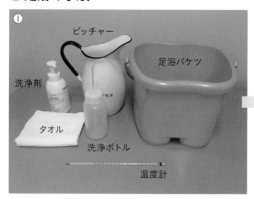
①
ピッチャー
足浴バケツ
洗浄剤
タオル
洗浄ボトル
温度計
足浴バケツ、洗浄剤、タオル、温度計を準備する。

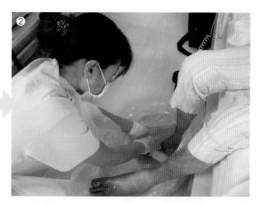
②
38〜39℃の温湯に5〜10分浸かり、洗浄剤を使用して洗浄し流し湯を行う。

　終了後は、趾間部の水分をしっかりとふき取ることが大切です。タオルやガーゼのハンカチ、不織布ガーゼを使用してもよいでしょう。同時に、皮膚や趾間部の状態も観察します。

人工炭酸泉足浴

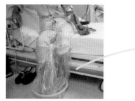
透析中に実施する場合は安全に配慮し血圧低下やバイタル状態を十分に注意する。

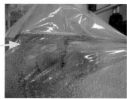
炭酸が発生している人工炭酸泉足浴の湯中。

足浴の際、炭酸製造装置や市販のタブレットを用いることで、人工炭酸泉足浴が可能となります。微小循環の改善に効果があるといわれています。

④保湿

　保湿は、角質に水分を与えるモイスチャライジングと、角質の水分を保持するエモリエントの大きく2つに分類されます。

　フットケアにおける保湿は、足底の皮膚の特徴から、保湿効果の高い水中油型（O/W型）の外用薬を用いるとよいでしょう。皮膚乾燥の程度によっては、その上から、水分を逃さないよう油脂性基剤を塗布するとより効果があります。

▶**外用薬の選び方・使い方→p.82**

⑤爪甲ケア

　爪には、歩行や立位を安定させる役割があります。爪に障害や変形といったトラブルがあると、QOLの低下をきたし、フレイルやサルコペニアの原因になることも考えられます。適切な爪甲ケアが重要であることを認識しておきましょう。

● **爪甲ケアに必要な物品**

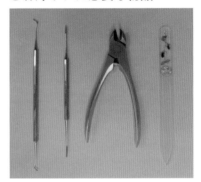

爪甲ケアでは、一般的な爪切り、ニッパー、爪やすり、爪ゾンデなどを使用する。

　ニッパー　刃先の形状や大きさにより、さまざまなタイプが市販されています。直刃のタイプは爪の湾曲に合わせて切りやすいことから、筆者は直刃を使用しています。

● **ニッパーの使用方法**

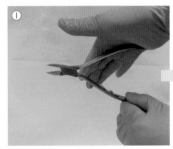

①

刃先の平のほうを患者さんに向け、手掌を自分に向けて持つ。

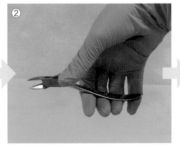

②

第2指、3指、4指、5指でニッパーの持ち手部分を握り、刃先を閉じることでカットする。
※施術者の手関節炎予防のため、第1指は固定のみとする。

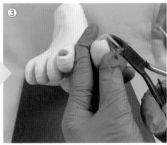

③

反対の手の指を足趾間に挟み、ニッパーの刃先で足趾を切らないようにする。

爪やすり ガラス製、金属製などがあります。ガラス製は皮膚の損傷が少ないことから、推奨されています。

◉ 爪やすりのかけ方

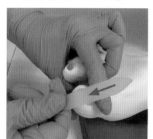

爪は、層になって形成されていることから、一定方向にやすりを動かす。

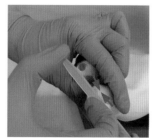

先端部分は上から下へ、爪郭部分の両サイドから中央に向かって動かす。

爪ゾンデ 皮膚と爪の間に挿入し、角質除去や皮膚と爪の境界を確認するために使用しています。ノーマルゾンデと、巻き爪用ゾンデがあり、巻き爪用ゾンデはやすりがついているタイプのもので、巻き爪や陥入している部分の爪甲を削ることができます。

◉ 爪ゾンデの使用方法

ノーマルゾンデ

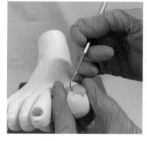

巻き爪用ゾンデ

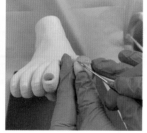

- ゾンデは鉛筆を握るように持ち、反対側の手で足趾を固定する。
- 爪甲と爪床部の境界を明確にしたり、角質の除去や爪やすりでは届かない爪郭部分を削ることができる。

グラインダー 肥厚爪などではグラインダーの使用によりケア時間の大幅な短縮が期待でき、安全にケアすることができます。使用時は、粉塵に留意することが必要です。使用の手順はメーカーにより異なるため、メーカーごとの使用手順にしたがってください。

◉ グラインダーの使用方法

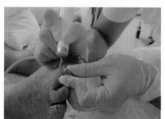

グラインダーは鉛筆を握るように持ち、ドリルの回転に負けないように、軽く圧をかけながら爪に押し当てるようにして動かす。

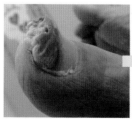

ケア前

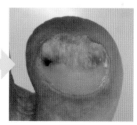

ケア後

ガター法　巻き爪や陥入爪に対して行うガター法は、深爪や爪棘の残存により足先端部の軟部組織の炎症や疼痛が生じている場合に、プラスチックチューブを爪郭に沿って挿入することで陥入を防ぐ方法です。疼痛を改善し、正常な爪甲の伸長を促すことを目的としています。

必ず、医師の指示と許可のもとで実施してください。

● 処置の手順

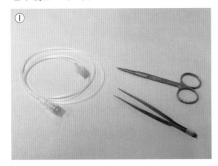

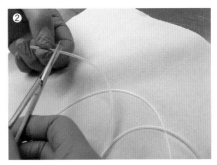

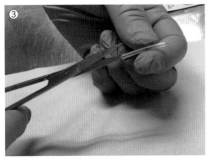

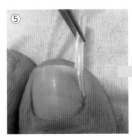

①〜③プラスチックチューブを1cm程度にカットし、縦に切り込みを入れる。
（最初から挿入する長さにカットせず、長めにカットしたほうが挿入しやすい）

④挿入前に少しチューブを開いておくと挿入しやすくなる。

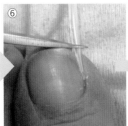

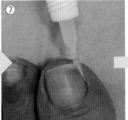

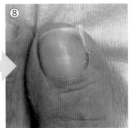

爪縁に挿入後、適当な長さにカットし、医療用瞬間接着剤を使用して固定する。

⑥胼胝・鶏眼のケア

胼胝・鶏眼のケアは、肥厚した角質を削ることが基本となります。痛みを伴わないものは必ずしも削る必要はありませんが、胼胝から潰瘍への進展を予防するうえで重要なケアといえます。

使用物品は、コーンカッターやキュレット、メスなどです。グラインダーを用いると安全に行うことができます。

●コーンカッター・キュレットを使用した胼胝・鶏眼ケア

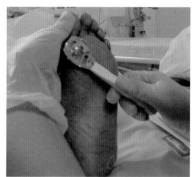

コーンカッターを使用した胼胝ケア。

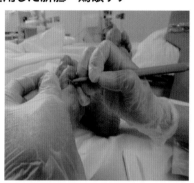

キュレットを使用した足趾間の鶏眼ケア。

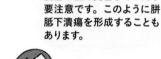

胼胝が黒く変色していたら要注意です。このように胼胝下潰瘍を形成することもあります。

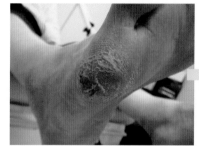 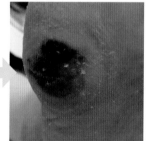

皮膚への圧迫やずれ、摩擦を緩和することを目的に、皮膚バリア粘着プレートを使用する方法もあります。

皮膚バリア粘着プレートは、粘着性があるポリエチレンジェルをウレタンフィルムで被覆したシート状の器具です。貼付する範囲に合わせて切って使用することができます。

●皮膚バリア粘着プレートで被覆

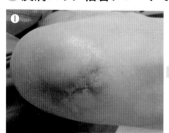 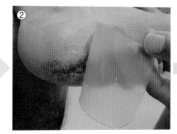 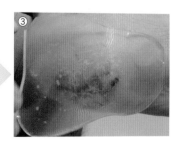

- 踵部潰瘍の上皮化後のケアでの使用例。
- 粘着性があるポリエチレンジェルをウレタンフィルムで被覆しているシートにより皮膚を保護し、損傷を予防する。

⑦角化のケア

　高齢者や透析患者の皮膚乾燥には、保湿作用あるいは角質融解作用のある外用薬を使用します。進行した亀裂などの症状がある場合には、皮膚やすりなどを使用して角化部を削ります。

　角化部を削ったあとは外用薬を塗布し、**密閉療法**を行います。密閉療法は、3～4時間が推奨されています。

● 角化のケア

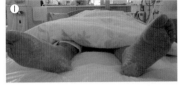 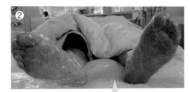 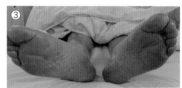

皮膚やすりなどを利用し角質を除去した後、
外用薬を塗布し3～4時間密閉する。

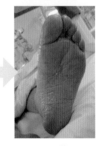

ケア前　　　　　　　　　　　　　　　　　　　　　　　　　　　　　　　　ケア後

マッサージ

　マッサージは単なる患者サービスではなく、目的を明確にして実施しなければなりません。生活指導の振り返りや心身の状態の確認、精神的慰安、QOLの向上など、症状改善にも役立ちます。癒し効果の高い施術として、臨床で用いられることが増えています[3]。

● マッサージの方法

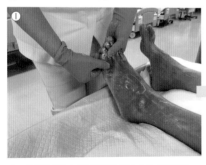 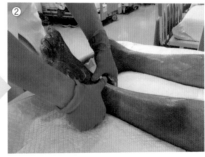

ゆっくり撫でるように下腿末梢から中枢に向かって下腿全体をマッサージしていく。

リンパを流すイメージで骨の間をたどるように押しながら移動する。

　タッチングの研究は、痛みのコントロールとして1965年にカナダの心理学者ウォールとイギリスの解剖学者メルザックが提唱したゲートコントロール理論や、近年の皮膚の研究では、脳神経

系で作用している伝達物質の受容体が皮膚にも同様に存在していることがわかってきています。

　適した心地よい触れるケアは、脳への直接的なはたらきかけになると考えられ「触れるケア」のなかで皮膚をみることは、相手の感情や記憶、認知の状態をみること、心にはたらきかけることにつながります[4]。

（愛甲美穂）

引用文献

1）日本褥瘡学会用語集
　　http://www.jspu.org/jpn/journal/yougo.html#skin（2020.11.01アクセス）

参考文献

2）長壁美和子：第8章フットケア指導士によるフットケア Iプライマリケアにおけるフットケア Aスキンケア．日本フットケア学会編，フットケアと足病変治療ガイドブック，医学書院，東京，2017：115-119.
3）溝端美貴：第8章フットケア指導士によるフットケア Iプライマリケアにおけるフットケア B生活指導 3）マッサージ．日本フットケア学会編，フットケアと足病変治療ガイドブック，医学書院，東京，2017：121-123.
4）堀内園子：見て，試して，覚える触れるケア．ライフサポート社，横浜，2014：34-39.

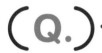

爪切りや胼胝のケアがクリニックで禁止されています。ほかのケアの方法はありますか？

Answer

　在籍されている施設の環境により、爪切りや胼胝ケアといった傷ができてしまうような侵襲的なリスクがあるケアを禁止されている場合の代替ケアとして、爪やすりや皮膚やすりを使用したケア方法があります。

　爪やすりは肥厚した部分や伸長部分をやすりで削り調整します。肥厚部分のカットが必要な場合はフット外来や皮膚科といった専門外来での診療での処置をご検討してください。

　胼胝ケアはコーンカッターやメスといった物品の使用ができない場合、皮膚やすりを使用して皮膚の角質部分を除去していきます。鉄製のやすりは削る力が強く皮膚を傷つけてしまう危険もあります。また胼胝形成の原因について、足のバランスや、靴、歩き方、居住環境や趣味など、なぜ胼胝が形成されるのかを検討し、原因を除いていくことで胼胝形成を予防することもできます。

　肥厚爪や胼胝、爪のケアや角化に保湿剤を使用しても改善しない症例では、白癬が原因の場合もあります。爪が白色に混濁し爪下部の角質が増殖している肥厚爪や、踵の亀裂などの症状がある場合は、皮膚科受診による直接鏡検法での診断を勧めましょう。

（愛甲美穂）

2 | ドレッシング材・外用薬の選び方・使い方

創傷に使用するドレッシング材・外用薬は、創傷をアセスメントしたうえで、病態や状況に合わせて選択していく必要があります。
ここではTIMEコンセプトを中心に、創傷のアセスメントと、ドレッシング材や外用薬の選択について理解を深めていきましょう。

透析患者における創傷治癒阻害因子

透析患者では、細胞性免疫の低下や、皮下レベルでの組織間液が過剰となった状態である浮腫などにより、創傷治癒機転が阻害されている可能性があります。そのため、透析患者に発症した創傷は進行が早く、また治癒も遅いということが特徴です。

さらに、糖尿病神経障害による足病変や、末梢動脈疾患（PAD）から虚血により足壊疽が生じるなど、さまざまな病態が複雑に絡み合っていることから、形成外科や外科といった専門の診療科であっても、治療に難渋することが多くみられます。

TIMEコンセプト

慢性創傷の治癒阻害因子について、2003年にSchultzらが発表した、創面環境調整（wound bed preparation：WBP）という概念があります。これは、創傷治療を妨げる因子を取り除き、治りにくい状況を是正するために創面環境を整えるという考え方です。

この概念から検討した創傷管理方法として、TIMEコンセプトがあります。以下の4つの視点で臨床的なアセスメントを行い、治療の介入方法を検討していきます。

●TIMEコンセプト

T	Tissue non-viable or deficient	不活性組織（壊死組織）または組織の損傷
I	Infection or inflammation	感染または炎症
M	Moisture imbalance	湿潤のアンバランス
E	Edge of wound non advancing or undermined	創縁表皮化遅延、深掘れ

▶WBP、TIMEコンセプト→p.106

T：不活性組織（壊死組織）または組織の損傷

不活性組織（壊死組織）のある創傷では、壊死組織除去（デブリードマン）を行います。外科的なデブリードマンが第一選択とされますが、糖尿病足潰瘍や虚血性潰瘍では、かえって壊死部

を拡大してしまうこともあります。血流状態を十分にアセスメントし、血行動態の治療を優先することが大切です。

外用薬を利用した化学的デブリードマンでは、タンパク分解酵素製剤を用います。

感染徴候がない壊死組織 ハイドロジェルを用いて、自己融解デブリードマンを行います。

感染徴候がある壊死組織 親水性クリーム基剤により壊死組織を軟化させ、抗菌作用を期待し、スルファジアジン銀の使用が推奨されています。

● 外用薬

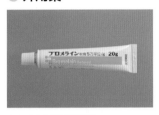

タンパク分解酵素製剤
ブロメライン軟膏5万単位/g
（写真提供：マルホ株式会社）

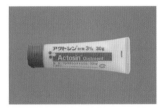

ブクラデシンナトリウム
アクトシン®軟膏3％
（写真提供：マルホ株式会社）

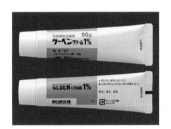

スルファジアジン銀
ゲーベン®クリーム1％
（写真提供：田辺三菱製薬株式会社）

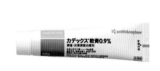

カデキソマーヨウ素
カデックス®軟膏0.9％
（写真提供：スミス・アンド・ネフュー
株式会社）

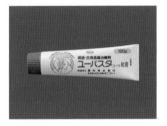

精製白糖ポピドンヨード軟膏
ユーパスタコーワ軟膏
（写真提供：興和株式会社）

I：感染または炎症

感染を伴う創傷では、局所感染か、骨髄炎に至る全身性の感染かにより、重症度に合わせた外用薬を選択します。

● 抗菌薬

滲出液の量に応じて選択します。

滲出液が多い場合 カデキソマーヨウ素製剤、ポピドンヨード白糖を使用します。

滲出液が少ない場合 スルファジアジン銀製剤を使用します。

●ドレッシング材

滲出液の量と感染徴候をアセスメントして選択します。

湿潤環境が必要な（滲出液が少ない）場合 ハイドロドレッシング材や、粘着タイプのポリウレタンフォームを用います。これらを使用すると密閉されて滲出液のドレナージができないことから、感染を起こしている創、滲出液が多い創では使用できません。

滲出液が多い場合 ハイドロファイバー®、アルギン酸塩、キチン綿などの繊維状のドレッシング材では、密閉せずに使用が可能です。

◎ ドレッシング材の例

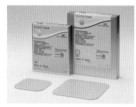

ハイドロコロイド
デュオアクティブ®CGF
（写真提供：コンバテック ジャパン株式会社）

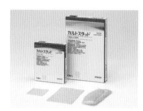

アルギン酸塩
カルトスタット®
（写真提供：コンバテック ジャパン株式会社）

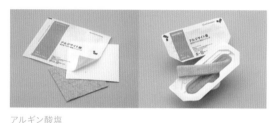

アルギン酸塩
アルジサイト銀
（写真提供：スミス・アンド・ネフュー株式会社）

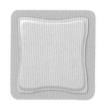

ポリウレタンフォーム
ハイドロサイト®ADジェントル
（写真提供：スミス・アンド・ネフュー株式会社）

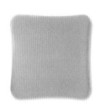

ポリウレタンフォーム
ハイドロサイト®プラス
（写真提供：スミス・アンド・ネフュー株式会社）

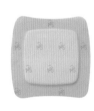

ハイドロファイバー®
アクアセル®Agフォーム
（写真提供：コンバテック ジャパン株式会社）

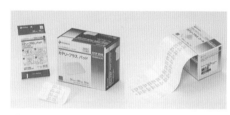

ポリウレタンフィルム
カテリープラスTMパッド
カテリープラスTMロール
（写真提供：ニチバン株式会社）

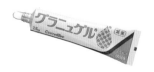

ハイドロジェル
グラニュゲル®
（写真提供：コンバテック ジャパン株式会社）

ハイドロジェル
イントラサイト ジェルシステム
（写真提供：スミス・アンド・ネフュー株式会社）

防水性の高いポリウレタンフィルムにパッド付きのものは、パッドがガーゼ10枚分の吸収力があるため、自宅で処置ができない場合などに使用することができます。入浴時の交換が不要になることから、介護する家族の負担軽減にもつながります。創傷を管理していくうえでは、患者さんとともに、家族のウェルビーイングを考慮することも大切です。

固着・保護が必要な創傷 感染のない創で歩行動作時に負荷がかかる部位では、ドレッシング材を工夫して貼付し、固着・保護を行う場合があります。

透析室で多くみられる亀裂や趾間潰瘍に対して、ドレッシング材を使用した例を示します。

● ポリウレタンフォームによる亀裂部の保護

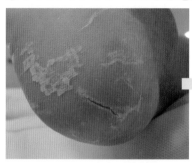 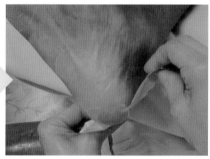

ポリウレタンフォームは粘着タイプのものを使用。
少量であれば外用薬を塗布しても固着するタイプのもの（ニチバン製品）。

● ハイドロサイト®プラスによる圧迫の免荷

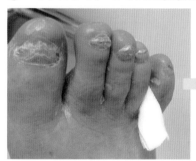 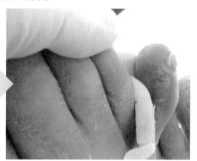

趾関節圧迫の免荷を目的とし、非固着性でありクッション性が高いドレッシング材を使用。免荷開始より10日目に上皮化。
※潰瘍部に空間をつくることが目的なので、潰瘍部を圧迫しないように固定

M：湿潤のアンバランス

局所ケアでは、「I：感染または炎症」の項目で前述したように、創傷の状態に応じたドレッシング材を選択します。

感染を伴わない虚血性の壊死では、湿性壊疽予防のため乾燥させる（ミイラ化する）管理が望ましい場合もあります。治療方針を十分理解して創傷管理を行うことが求められます。

E：創縁表皮化遅延、深掘れ

創部の状態をアセスメントして選択します。

創辺縁の老化、不良な肉芽組織　外科的な除去を行い、新鮮な線維芽細胞により創辺縁の活性化を図ります。自己再生機能が低下している創では、植皮や自家骨髄移植、再生医療など創閉鎖を図ることも検討します。

末梢循環不全を伴う創傷　創縁が巻き込み中心部に向かって伸展しないよう、循環改善薬や塩基性線維芽細胞増殖因子（bFGF）を選択します。

創面が赤色～白色期の肉芽で滲出液の多い創　肉芽形成作用、局所の血流改善作用、血管新生の促進作用、上皮化を助ける表皮形成促進作用をもつ、ブクラデシンナトリウムを使用します。

ドレッシング材・外用薬を適切に使用するために

　下肢潰瘍のケアは透析看護の中でも難しく、創傷や皮膚管理に卓越している皮膚・排泄ケア認定看護師や専門の診療科医などと連携することが重要です。しかし、現実的には、透析患者のすべてが創傷の専門家による診療を受けられるとはかぎりません。

　そうした点からも、やはり創傷のアセスメントを行い、適切な外用薬を選択していくことが重要と考えられます。

● ドレッシング材・外用薬を使用する時の注意点

- 軟膏塗布前には創部を洗浄して清潔にし、創部に軟膏の残留がないことを確認する
- 感染や壊死のある創部は、状態をこまめに評価し、創部に合った外用薬を使用する。特に感染のある場合は、感染が制御されていることを確認した後に、肉芽形成や上皮化を促す外用薬へ変更する
- 創部の環境（乾燥・湿潤等）を観察し、治癒に適切な環境を保つ外用薬を選択する
- 創部周囲の皮膚を観察し、必要時には保護剤や被膜剤を使用する
- 外用薬は決められた保管方法や使用期限を守り、安全に使用する

外用薬の具体的な使用例については、PART4「創傷処置」、PART6「こんなときどうする？　症例から学ぶフットケアの実際」を参照してください。

（拝原睦美、愛甲美穂）

参考文献

1) 大橋健，他：第Ⅴ章 糖尿病足病変が疑われる脚のマネジメント 6創傷管理．真田弘美，大桑麻由美編著，ナースのためのプロフェッショナル"脚"ケアー大腿から足先まで，中央法規出版，東京，2019：168-178.

(Q.)

傷の処置が自宅でできない患者さんには
どのような指導をすればよいでしょうか?

Answer

　自宅で処置が困難であることの要因は、患者さんが高齢、視力低下がある、運動障害があるなどが考えられます。自宅での処置が難しい場合、その理由を考慮して、患者さんが施行できることをアセスメントし教育します。

自宅での処置方法を簡素化する

　・絆創膏を貼り替える

　・入浴するときにシャワーを当ててよく洗う

　・入浴後に軟膏を塗る　など

その患者さんに合わせてできる方法を検討し選択します。

指導方法

　傷や潰瘍を見ることができる患者さんには、処置方法を見てもらい、一緒に確認していただきます。実際に透析室で実施してもらい、手技を確認するとよいでしょう。

　家族や訪問看護、介護ヘルパーの介入がある場合は、連絡ノートや電話連絡などで情報提供を行い、自宅にて処置ができるように介入します。処置方法が複雑な場合は、絵や写真を用いて説明を行います。

　また、一切自宅で処置を行うことができない患者さんには、処置間隔に応じて創傷被覆材の工夫を行い、自宅での処置が不要にできるような方法を選択します。

評価

　毎透析時に評価します。施行できているか否かで自宅での処置方法を継続するか変更するか検討します。

　透析患者はほとんどの人が週に2〜3回通院しているので、アセスメントと評価がその間隔で行えます。患者さんや家族、また、社会資源を活用するなかで可能な処置方法を適宜検討・修正し、必要な指導を行います。

（五十嵐愛子）

3 | 靴下・靴の選び方

透析患者は末梢血管に石灰化が多く、低栄養状態や免疫機能が低下していることも多いため、創傷が形成されると治癒が難渋します。また、PADを合併しやすく、糖尿病を有する患者さんも多いため、創傷をつくらないよう足を守ることが大切です。
日ごろ履いている靴下や靴を正しく選んで正しく履くことは、足を守ることにつながります。

靴下

①目的

　足を傷つけないよう、靴を履くときは必ず靴下を履きます。
　糖尿病などで末梢循環障害がある人は、室内でも靴下を履くようにしましょう。異物などを踏んでしまったときに、足に創傷ができることを予防するためです。

②選び方

　血流障害の原因となるため、履き口部分の締め付けがきついものや、つま先が圧迫されるストッキング、きついゴムの入ったものは避けましょう。

◉血流障害のある人がきつい靴下を履いたあとの例

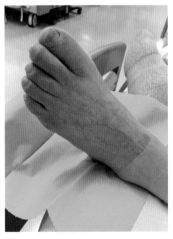 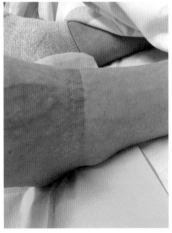

* 履き口だけでなく、靴下の模様まで跡が残っている。
* 履き口から末梢側ではうっ血しており、中枢側との色調に違いがあることがわかる。

●素材

綿や絹など通気性がよく、吸湿性のよいものを選びます。抗菌効果のある銀を含んだ靴下を選んでもよいでしょう。

●色

薄い色のものを選びます。濃い色では、出血や滲出液が染み出しても目立ちません。高齢者や糖尿病網膜症などで視力低下のある人も多いことから、薄い色の靴下を選び、出血や滲出液を早期に発見できるようにします。

糖尿病を有する患者さんは末梢神経障害により痛みを感じにくくなっていることが多いため、いつの間にか傷ができていた、ということがあります。

●形状

つま先の部分に縫い目のないものを選びます。血流障害のある患者さんには、縫い目の圧迫が血流障害の原因となってしまうことがあります。

5本指ソックスは吸湿性が良いため、白癬のある人にはお勧めです。ただし、足趾間に2枚の布が入ってしまうことになるため、足趾間を圧迫し、足趾の血流障害の原因となる恐れがあります。そのため、血流障害を指摘されている人が履く場合は注意が必要です。

◉ つま先に縫い目のないもの

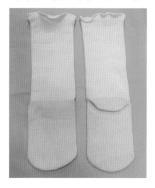

◉ 5本指ソックス

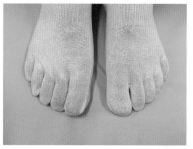

●サイズ

足のサイズに合った靴下を選びます。大きすぎる靴下は、靴を履いたときにしわができてしまいます。このしわが靴擦れの原因や、前述した縫い目の圧迫と同様に血流障害の原因となることがあります。

靴

①目的

　靴の役割は、固い地面から足を守るために履くものであり、身体を支える足をサポートすることです。足を保護し、足の機能を補助するということが、靴の大きな目的となります。

　靴を正しく選んで、正しく履くことで、靴に関連する足のトラブルを予防することができます。

②選び方

●形状

　市販品では足全体を包み込み、足背部がしっかり覆われた靴を選びます。

　つま先の尖った靴は、足趾や爪を圧迫します。特に足趾に変形がある場合は、つま先部分に余裕のあるものを選びます。

　スリッポンタイプの靴は、踵を包んでいない形状から、歩行時に足にフィットしないため、靴の中で足が動いてしまい、靴擦れを起こしやすくなります。そのため、紐やベルトがついていて、歩行時に足と靴がフィットする靴が望ましいです。脱ぎ履きするときは必ず紐やベルトを締め直します。

◎ 靴選びのポイント

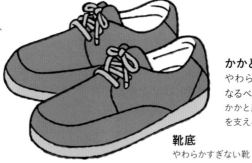

紐やベルトがついている靴がオススメ！

甲まわり
やわらかすぎず適度に硬く、
なるべく隙間のない靴

1cmの捨て寸が必要です

つま先
自分のつま先の形に合った靴

かかと
やわらかすぎず適度に硬く、
なるべく隙間のない靴
かかと周りが硬く、しっかり足
を支えることのできる靴

靴底
やわらかすぎない靴

足幅
足に合った幅が広すぎない靴

◎ 足のトラブルを防ぐ靴の形状

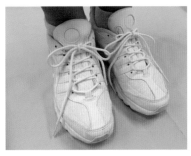

・足全体を包み込み、足背部がしっかり覆われている。
・紐がついており、歩行時に足にフィットする。

歩行を目的とした靴は、ウォーキングシューズやコンフォートシューズなどのように、足の自然な動きを妨げないデザインです。それに対して、セレモニーのときなどに履くヒールが高い靴や、つま先の尖った靴は、装うことが目的とした靴になります。

　足に負担がかかっていることを認識して、履く場所や時間を十分考慮して履くことをお勧めします。そして、履いた後は足に異常がないかどうかの確認を行うことも大切です。

装うための靴

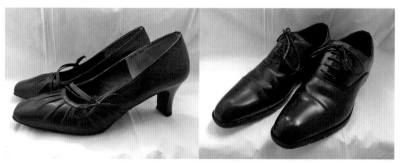

踵が高い、つま先がとがっているなど、足に負担がかかる。

●サイズ

　足に合ったサイズの靴を選択します。

足のサイズの測定方法

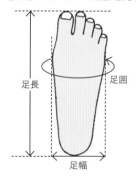

足長　足囲　足幅

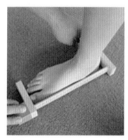
足長
踵から一番長い趾先までの長さ

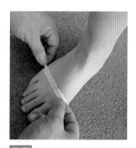
足囲
脛側/第1趾中足点から腓側/第5趾中足点周径

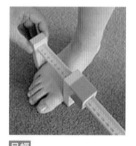
足幅
脛側/第1趾中足点から腓側/第5趾中足点

　幅が大きすぎる靴では、靴の中で足が広がることで開張足になり、外反母趾などが悪化する可能性があります。

　外反母趾などの変形がある人は、足囲が大きくなっています。サイズが大きめの靴ではなく、幅が合う靴を選びます。靴店などで足幅を測定してもらい、足幅の合う靴を選ぶことをお勧めします。また足のサイズには、座位時と立位時では荷重による変化が、また、午前中と夕方では足の膨張に違いが生じるため、測定する状況も考慮する必要があります。

③正しい履き方、脱ぎ方

　靴が正しく履けていないと、足に合わない靴を履いているのと同じことになってしまいます。ゆるく履いている場合は、靴の中で足がずれ、摩擦が生じてしまうことで靴擦れや胼胝を形成する原因となってしまいます。

● 正しい靴の履き方

①靴紐を解く。
②靴の中に小石など異物が入っていないか確認する。
③靴の中に足を入れる。
④ベロの部分が中に入り込んでいたら、それを出してしわがないようにする。
⑤つま先を上げ、踵をついて、靴の踵部分に踵がすっぽりと収まるようにする（椅子に座って履くとやりやすい）。
⑥靴紐を結ぶ。
⑦歩いて踵が抜けないかを確認する。

● 靴によるトラブルの例

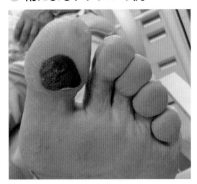 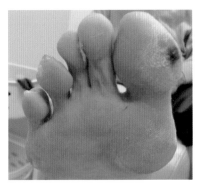

靴の中に入った異物を踏んで傷ができてしまった。

大きすぎる靴を履いて擦れたことで胼胝を形成。特に圧のかかった母趾には胼胝下に血腫を形成している。

　靴を脱ぐときは靴の踵部分を踏まないようにします。靴の踵部分は足をサポートする役割があります。踏まれて折れ曲がったり、踏みつけられてやわらかくなったりすると、足を保護できません。また、変形したしわの部分が踵に当たると、靴擦れの原因となってしまいます。

（五十嵐愛子）

「足に合った靴や靴下を選び、正しく履いて正しく脱ぐ。」
これで足を傷や痛みなどのトラブルから守ることができます。
日ごろのフットチェックのときに、足だけでなく靴や靴下に
ついても観察してみましょう。

参考文献

1）宮地良樹，真田弘美，大江真琴：最新版　ナースのための糖尿病フットケア技術．メディカルレビュー社，東京，2014.
2）日本フットケア学会編：フットケア基礎知識から専門技術まで．第2版，東京，医学書院，2012.
3）日本フットケア学会編：はじめよう！フットケア　第2版．日本看護協会出版会，2009.

4 ウォーキング

ここでは、ウォーキングの基本となる歩行について、正常歩行をもとに説明します。特にPADの患者さんにとって有酸素運動となるウォーキングを適切に行うことは、歩行効率、内皮機能および骨格筋での代謝順応性の改善などに効果があるとされています[1]。

歩行動作

　歩行という動作は、ヒトが生まれてから発達する過程のなかで、中枢神経の成熟と運動学習により獲得する動作です。

　歩行は高度に自動化された運動で、一定のパターンを次々に反復し、連続することによって成り立っています。そのため、われわれは、まわりの風景をみながら、時には考えごとをしたりしながら、傾斜や段差をものともせず、その場に適した速度で、歩く動作の1つ1つを考えることなく歩行することが可能です。

◉ 歩行動作のパターン

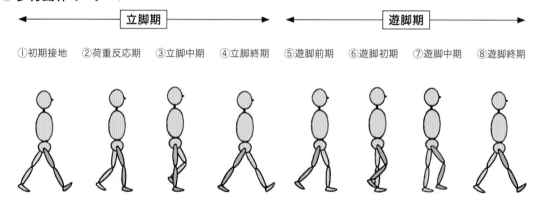

| 立脚期 | | | | 遊脚期 | | | |

①初期接地　②荷重反応期　③立脚中期　④立脚終期　⑤遊脚前期　⑥遊脚初期　⑦遊脚中期　⑧遊脚終期

立脚期

①初期接地　足は膝を伸ばした状態で踵から着地します。

②荷重反応期　膝がいったんゆるんだのち、衝撃を吸収しながら足底を接地させ土踏まずに体重をかけていきます。

③立脚中期　膝が伸び片足でまっすぐ立っている状態です。ここまでが、遊脚相で失われた体の平衡を修正しようとする時期です。

④立脚終期　踵が地面から離れていきます。前方へ体を押し出す方向に、足首からつま先を使って地面を蹴り出し推進力がかかる時期となります。

遊脚期

⑤遊脚前期 蹴り出したつま先と反対側の足が初期接地した状態で、両足が同時に地面についています。このときに蹴り出した足の股関節は伸展しています。

⑥遊脚初期 股関節伸展の反動から、膝を曲げながら足首をそらせて地面に引っかからないように足を持ち上げます。

⑦遊脚中期 膝から下の下腿が力みなく振り子のように前方へ伸展します。

⑧遊脚終期 膝がしっかり伸展し、初期接地の姿勢を準備します。

ウォーキングの実施方法

ウォーキングの頻度は、週3～5回がめやすです。1回のウォーキングはできれば10分以上行い、目標は1日合計30分以上としましょう。

有酸素運動としてのウォーキングは、高齢者では普通の速さで歩く程度、中高年者では早歩き程度、若年者では軽いジョギング程度のスピードをめやすとしてください。

● ウォーキングの姿勢

①背筋をしっかり伸ばして、視線は足元でなく少し遠くを見る
②一歩の広さを自覚して踵から着地し、小趾側に体重がかかっているのを意識して母趾でしっかり地面を蹴り出す
③地面を蹴ったときにしっかり股関節が伸展できるよう、歩幅を意識する
④左右の足が広がってガニ股にならないように注意する
⑤体を大きく横に揺らさず、軽くひじを曲げて腕を振って歩く

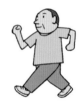

（西村彰紀）

引用文献

1) Stewart KJ, Hiatt WR, Regensteiner JG, et al. Exercise training for claudication. *N Engl J Med* 2002; 347: 1941-1951. 229.

参考文献

2) 日本腎臓リハビリテーション学会：腎臓リハビリテーションガイドライン. 南江堂, 東京, 2018.

5 | セルフマネジメント

透析療法は、生命活動の維持のため欠かせない治療です。また、移植により透析離脱となったとしても、免疫抑制剤の継続的内服や定期的な受診継続など、治療が終了することはなく、自分自身での管理が必要となります。

ここでは、患者さんのセルフマネジメントを支援するため、看護職に求められることを考えていきます。

セルフマネジメントとは

　セルフマネジメントは、1980年代半ばより、スタンフォード大学医学部患者教育センターで患者教育の取り組みとして始まりました。最初は関節リウマチの患者さんを対象としたプログラムであり、そこから、慢性疾患のセルフマネジメントプログラム（Chronic Disease Self-Management Program：CDSMP）へと発展しました。その後、約20か国で提唱され、日本では2005年に導入されました。

◉CDSMPにおけるセルフマネジメント

- 慢性疾患を持ちながら、積極的に治療に参加する
- 疾患による身体上・精神上の問題に日々取り組む
- 生活管理の責任を持ちながら健全さを求めて生きる

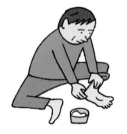

　セルフマネジメントは「慢性病の場合、病気そのものが完治するという状態は、ほとんど望めない。そのために、いかに病気とうまく付き合っていく能力を獲得するかが目標になる」[1] とされています。そのため、対象を理解したうえで支援していくことが重要です。

セルフマネジメント支援の構成要素

①指導型から学習援助型へ

　現在、患者教育の方法論は、知識提供の指導型教育から知識提供を含む学習援助型といった多様なアプローチへと変化しています。

●指導型：KABモデル

　従来は、疾患や治療の情報を教育することによって自己管理や健康に対する考えが変わり、行動が変わるという理論であるKABモデルが広く活用されていました。

○ KABモデル

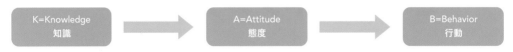

| K=Knowledge 知識 | → | A=Attitude 態度 | → | B=Behavior 行動 |

　しかし、この知識提供型教育では、教育効果に限界があり、患者さんの行動変容という教育の成果が得られないなどの問題点も多くみられました。そのため、医療者の権威的な指導型から、患者さん自身による治療の決定、自己管理を重視する、学習援助型のセルフマネジメントモデルへパラダイムシフトしています。

● 学習援助型：セルフマネジメントモデル

　慢性疾患をもつ患者さんは、自身の力や希望を見いだし、医療者と話し合いながら、生活の質（QOL）と慢性病（ここでは透析療法）にかかわる治療上、必要な自己管理について折り合いをつけ、目標を立てて達成していくことが必要です。そのためには、セルフマネジメントモデルによるアプローチが適していると考えます。

　岡本は、ケイト・ローリッグ（Lorig, K.）の患者教育・健康教育の考え方モデルについて、川で泳ぐ人と看護師の関係を例えて、「セルフマネジメントモデルは、川の中で泳いでいる人がおぼれないよう、その傍らで泳ぎをコーチするスタイルである」[2]と解説しています。

　方法は、疾患における療養の知識や技術を一方的に伝えていく医学モデルや、リスクファクターを伝え、指示された内容を行動するよう指導していく公衆衛生モデルとは大きく異なります。

　まず患者さんが、自分自身で疾患について語ることで、看護師は、その思いから困っていることを聴き、改善する方法をアドバイスし、一緒に考え目標に向かっていく方法がセルフマネジメントなのです。

○ セルマネジメントモデル

川の流れははやいですか

泳げないときはいつでも浮き輪を投げますよ

水はつめたいですか

②社会的背景

　セルフマネジメントについては、日本における社会的背景からも検討すべき点があります。日本は、少子高齢化社会によりGDPが増えないことから、社会保障の財源がなく、多額の公的債務を負っています。コミュニティーや環境など、広い視野から包括的な政策展開と実践を行い、未来への医療費先送りから脱却していくことが求められているのです。

　医療費削減のため、慢性病における医療は、外来や在宅療養へシフトしつつ強化する必要性が生じました。慢性病の指導管理の評価に対し、あらたな保険制度が新設されているのです。

　2016年に新設された人工透析患者への下肢末梢動脈疾患指導管理加算は、重症下肢虚血（CLI）を予防し早期に発見し治療展開することを目的としていますが、こうした社会背景も要素の1つであることをふまえておきましょう。

　看護師が行う透析患者のフットケアが、下肢虚血の重症化を予防し、発症率を減少させるケアとして今後、明らかにされていくことを期待しています。

▶下肢末梢動脈疾患指導管理加算→p.69

③構成要素

　セルフマネジメントの構成要素は、大きく分けて、知識と技術の提供、パートナーシップ、自己効力の向上援助、QOL向上援助の4つがあります。

●知識と技術の提供

　一般的な教育に加え、患者さん自身が日々マネジメントできるよう、知識と技術を提供します。

　患者さんの主訴に耳を傾け、医療者の教育方向とのずれがないか、学習準備ができているか、暮らしの問題点はないかなど、さまざまな背景から検討し、個々の患者さんに合った知識と技術を提供することが必要なのです。

　患者さんの生活に密着した、QOLを損なわない、オーダーメイドの教育がセルフマネジメントの力を高め、病気とともに生きる自信につながります。

　こうした援助により培われた医療者とのパートナーシップが、セルフマネジメントの成功の鍵となるのです。

●パートナーシップ

　パートナーシップは、医療者のもつ専門知識からの推測や経過予想などを提供し、症状（シンプトン）のマネジメント、サイン・マネジメント、ストレス・マネジメントの3つをマネジメントし、方法をともに考えることで、医療者と患者さんの相互作用の連続から生まれます。

　透析患者のフットケアにおけるセルフマネジメントでは、症状のマネジメントを患者さん自身が行い、対処方法を検討、サイン・マネジメントは客観的データと自宅での測定データから徴候（サイン）の意味をアセスメントし評価を行います。

○ 透析患者のフットケア

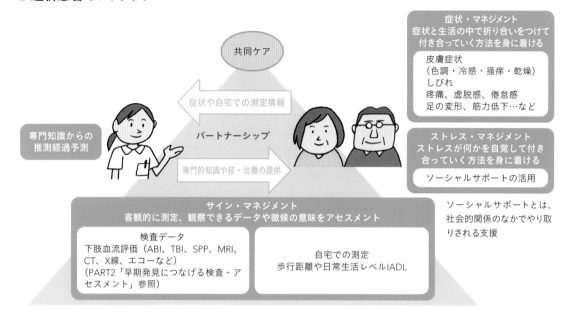

　ストレス・マネジメントは、ストレスが何かを自覚し、ソーシャルサポートを活用し解決方法を考えていきます。

⑨自己効力の向上援助

　自己効力の向上援助について、安酸(やすかた)は、「医療者の勧める療養法を納得したうえで、自分の生活と折り合いをつけてやっていけそうだという自信をつけることは、治癒という状態が望めない慢性病をもつクライアントの場合には、特に重要である」[3]と述べています。

　自己効力（セルフエフィカシー）とはアルバート・バンデューラ（Bandura, A.）が提唱した概念で、ある行動に自信と能力を自覚させ、セルフケア行動ができる確信をもたせることです。

　自己効力を高める方法として、4つの要素にはたらきかけることで、セルフケア行動を獲得します。

○ 自己効力を高める4つの要素

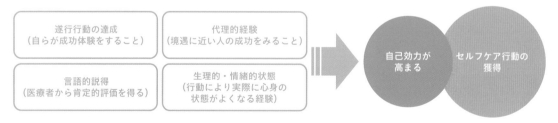

QOL向上援助は、生活の質を損なわないための援助ですが、現状を維持し、将来のQOLが低下しないように援助することも含まれています。患者さん自身が、下肢末梢動脈疾患が悪化すれば下肢を切断する可能性もあることを自覚し、QOLについて十分話し合いながら、目標をともに考えていくことが望ましいと思います。

セルフマネジメントのための対象理解

①役割とパートナーシップ

まず、対象理解のうえで、基本的なことではありますが、慢性腎不全の疾患理解や、合併症である下肢末梢動脈疾患についての知識について十分な学習が必要です。そのうえで、患者さんに看護の役割を紹介し、患者さんの役割と看護の役割とを明確にしておきます。

みなさんは、勤務している施設でフットケアを行う際、患者さんに、看護師の役割について説明していますか？　筆者は、透析導入後に維持透析となる患者さんに対して初めてケアを行うとき、「看護師はフットケアによって患者さんの足を守るサポートをしている」ということを、必ず伝えるようにしています。こうすることで、患者さんが「不必要な干渉をされている」と感じることがなくなり、フットケアに抵抗を抱かず、その後の継続的なケアがスムーズになるからです。セルフマネジメントにおいて、患者さんと看護師の役割を明確化することで、患者さんは自己責任の意識を高め、パートナーシップを築いていくことができるのです。

②方法

対象を理解する方法として、患者さんの話を聞くことが大切ですが、本項では、病みの軌跡理論と、エンパワメントアプローチについて紹介していきます。これらは、慢性疾患の対象理解に活用できると考えられます。ここではポイントを説明しますので、興味のある方はより詳しく学習をしていただけたらと思います。

●病みの軌跡理論

病みの軌跡理論は、1992年ストラウスとコービンにより提示された慢性疾患の管理のための看護モデルであり、軌跡とは、慢性疾患の長い時間をかけて多様に変化していく慢性状況の行路「病みの行路」とされています。軌跡理論の枠組みは、慢性疾患患者のケアの実践や教育、研究の方向となる看護モデルを導き出すときの概念的基盤となるものです。病みの軌跡は、日々過ぎていく臨床での現象を意識化して理解することができる理論です。看護師でなければできないフットケアのヒントが、この理論の中にあるように思います。

●エンパワメントアプローチ

エンパワメントとは、患者さん自身が、長い療養生活の中での無力感を克服し、自らの問題を解決して生活できるよう援助することを意味しています。

Funnell, M.Mにより提唱されたエンパワメントアプローチは、慢性疾患の自らの経験を振り返り、経験の意味づけを支援できる方法論です。医療者による価値観を押し付けることなく、過去の問題点を探る、現在の感情とその意味を明確にする、未来への計画を立てる、未来への行動を決意する、この4つのステップで患者さんの話を聞き、具体的な方法策を計画していきます。

◉ エンパワメントを引き出すアプローチ

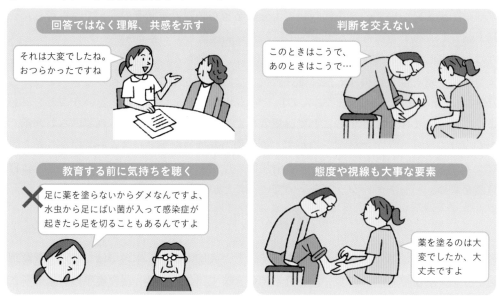

（愛甲美穂）

引用文献

1) 安酸史子：慢性病をもつクライアントの看護の目標．安酸史子，ナーシング・グラフィカ成人看護学③セルフマネジメント，メディカ出版，大阪，2016：14.

2) 岡本里香：「指導型」の教育から「学習援助型」の教育へ．安酸史子，ナーシング・グラフィカ成人看護学③セルフマネジメント，メディカ出版，大阪，2016：16.

3) 安酸史子：クライアントの自身の形成（自己効力の向上）への援助．安酸史子，ナーシング・グラフィカ成人看護学③セルフマネジメント，メディカ出版，大阪，2016：22.

4) 愛甲美穂：フットケア，自宅で行うケア・記録．岡山ミサ子，宮下美子編，「セルフケアができる！」を支える透析室の患者指導ポイントブック，透析ケア 2014年冬季増刊 2014：191-194.

PART 4

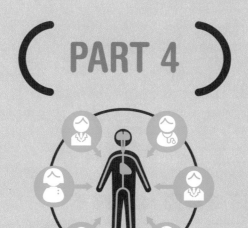

チームで行う
足病変の治療と全身管理

透析患者の足病変　治療と全身管理　の全体像

透析患者の足病変 治療と全身管理 の全体像

　透析患者の足病変治療では、すぐに局所処置を行うわけではありません。この章まで学んできた足病変のアセスメントを十分行うと同時に、慢性腎臓病を患って透析療法を受けているという特殊な背景を十分理解してから治療にあたる必要があります。

　その際、いくつかのポイントに大きく分けて考えると、足病変治療のストラテジーを整理することができます。

Point 1 リスク因子を評価・治療する

　足病変を発症するに至った背景因子やリスク因子に対する治療と、足病変自体の治療とに分けて考えることが大切です。足病変が軽症か重症かいずれにしても、足病変と関連が深い動脈硬化のリスク因子である高血圧や糖尿病、脂質異常症、そして透析患者に特有の血管石灰化の原因となりうるカルシウム・リン代謝異常などは共通して管理すべき合併症です。また慢性炎症や低栄養状態も組織修復の妨げとなるリスク因子で、十分な栄養管理がなされなければ、いくら局所治療を行ったところで創傷は治癒しません。

Point 2 血圧管理は足病変治療に直結する

　血液透析患者の場合、間欠的な血液浄化療法では透析中に血圧変動をきたします。高血圧は血管内皮障害を引き起こすことによって動脈硬化を進展させますが、一方で透析低血圧は組織血液灌流を低下させて虚血を生じ、これも足病変の悪化を引き起こすことになるため[1]、血圧管理は重要です。

Point 3　虚血と感染の有無を評価する

　透析患者に限らず足病変を有する患者さん全般に通じることですが、足病変の原因が虚血によるものか、感染によるものかを評価することが重要です。糖尿病足病変とだけ判断し、虚血の有無を評価せず局所感染の創傷処置をしていたところ、壊死・潰瘍がどんどん近位に進展してしまうことがあります。

　一方で、局所感染を制御しないままに血行再建術などで虚血を解除すると、豊富な血液が感染局所に流れ込み、感染が急速に悪化し敗血症に至ることもあります。腎機能障害は末梢動脈疾患（PAD）の独立した危険因子であり、同時に腎不全患者は免疫不全状態で易感染性でもあるため、常に虚血と感染の合併を評価しながら創傷処置や血行再建術に臨む必要があります。

Point 4　軽症か重症かを判断する

　足病変（PAD）が軽症（non-CLI）か重症（CLI）かに分けて考える必要があります。基本的にはnon-CLIであれば治療は運動療法と薬物療法が主体となり、抗血小板薬を診断早期から投与すべきです。非透析患者におけるシロスタゾール内服は、下肢症状および歩行距離の改善や間欠性跛行に有効であるとのエビデンスがありますが、透析患者には必ずしもエビデンスが豊富ではなく、また透析患者が合併しやすい心不全には禁忌であり十分な注意が必要です。一方、サルポグレラート[2]やベラプロスト[3]ではこの点安全であり、透析患者にも一定の効果を示すことがわかっています。

　一方で、重症下肢虚血（CLI）の場合には血行再建術をまず考えるべきですが、単独では効果が十分でない場合もあり、その場合には集学的治療を考慮すべきで、LDLアフェレシスや高気圧酸素療法、閉鎖陰圧療法、マゴットセラピー、そして骨髄あるいは末梢血幹細胞を用いた再生医療などの補助療法を、それぞれの患者さんの病態に合わせてチーム医療として集学的に行う必要があります。

（守矢英和）

参考文献

1）石岡邦啓，堤大夢，持田泰寛，他：血液透析がSPP（Skin perfusion pressure）に及ぼす影響について～透析前後の下肢末梢動脈循環胴体の変化についての検討～．下肢救済・足病学会雑誌 2012；4：91-95.

2）Hidaka S, Kobayashi S, Iwagami M, et al. Sarpogrelate hydrochloride, a selective 5-HT$_{2A}$ receptor antagonist, improves skin perfusion pressure of the lower extremities in hemodialysis patients with peripheral arterial disease. *Ren Fail* 2013; 35: 43-48.

3）Ohtake T, Sato M, Nakazawa R, et al. Randomized pilot trial between prostaglandin I$_2$ analog and anti-platelet drugs on peripheral arterial disease in hemodialysis patients. *Ther Apher Dial* 2014; 18: 1-8.

PART 4
足病変の治療と全身管理

1 | 創傷処置

足病変はさまざまな病態が関与しており、治療に際しては循環器内科、糖尿病内科、腎臓内科、形成外科、看護師、義肢装具士、理学療法士など、さまざまな領域をまたいでの医療連携が重要です。

透析患者の足病変の主な原因

　透析患者の足病変の主な原因は、腎不全自体の原因と同様に糖尿病と末梢動脈疾患（PAD）です。糖尿病では末梢血管障害、末梢神経障害（PN）、易感染性が3大要因です。末梢血管障害はPADから進行すると重症下肢虚血（CLI）を引き起こし、PNは無痛性潰瘍を引き起こし、さらに易感染性は足部の重症皮膚軟部組織感染症を引き起こします。これら3大要因が複合的に重なり合って難治性の足病変を生じます。

◉ **透析患者の足病変にかかわる病態**

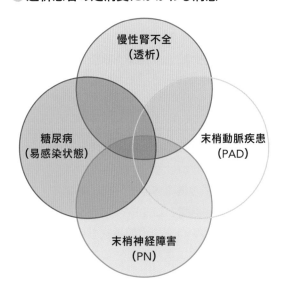

透析患者の足病変のその他の要因には、膠原病や尿毒症性細小動脈石灰化症（カルシフィラキシス）などがありますが、本項では主に糖尿病に関連した足病変について述べていきます。

①糖尿病足潰瘍[1]

●末梢神経障害（PN）

　PNは下肢の知覚神経、自律神経、運動神経を侵します。知覚神経障害によりささいな傷に気づかず創が悪化し、自律神経障害により発汗が減少、乾燥するために皮膚に亀裂が生じて創を形成しやすくなり、運動神経障害により足の内在筋が萎縮し足趾の変形（ハンマートウ、外反母趾、小趾内反など）が生じます。

　足趾の変形が起こると、足にかかる圧の分布が変化し、突出した部位に潰瘍を生じたり、胼胝を形成します。この胼胝の下に潰瘍を形成すると、出血のために胼胝が黒ずんで見えます（ブラックヒール）。知覚障害のため潰瘍は自覚されないことが多く、定期的な胼胝削りは糖尿病患者にとっては必須のフットケアです。

●PAD

　糖尿病は微小血管を侵し、進行するとPADを合併します。通常PADは痛みを伴い、間欠性跛行や安静時疼痛を訴えるため潰瘍形成前に受診することが多いですが、糖尿病では痛みを感じないために潰瘍、壊疽（CLI）となってから受診することも多いです。

●易感染性

　糖尿病患者は自律神経障害のためにスキンバリアが破綻しており、亀裂から細菌が入り込みやすく、知覚障害のため自覚も遅れ容易に感染を合併します。足趾は腱、腱膜が皮下直下に存在し、歩行により感染は腱を伝って容易に上行していきます。足趾の潰瘍から足底腱膜に感染が波及すると、深部軟部感染となることが多く、すみやかな切開排膿、デブリードマンが必要になります。

　潰瘍周囲の発赤、熱感などの感染徴候を認めたら、すみやかに自宅での患肢安静、患肢挙上、冷却と、必要に応じてデブリードマン、抗菌薬の投与が必要になります。感染要因としては胼胝下潰瘍、第1、5趾の滑液嚢腫、趾間白癬などが多いです[1]。

②PADによる足潰瘍（CLI）

　PADでは創部のみならず足全体の疼痛と冷感を伴い、虚血のために足趾の毛が脱落します。糖尿病性のPADでは知覚がないため進行し潰瘍（CLI）となりやすいです。虚血の組織にデブリードマンなどの侵襲を加えると壊死が進行することがあるため、CLIに対するデブリードマンは適切な血行再建ありきで行われなくてはなりません。

透析患者の足病変の診察と治療

　慢性創傷の治療の基本は、創面環境調整（wound bed preparation：WBP）を行うことです。創傷治癒を妨げる因子として壊死組織、活性のない組織（T：tissue non-viable or deficient）、感染・炎症（I：infection/inflammation）、湿潤の不均衡（M：moisture imbalance）、創辺縁の表皮進展不良（E：edge of wound, non-advancing or undermined）があり、これらの調整を行うのがTIMEコンセプトであり、WBPの指針となります。足病変の場合はこれに血行再建の要素が加わっています[2]。

▶TIMEコンセプト→p.82

● 足病変のための改変TIMEコンセプト～wound bed preparation（創面環境調整）～

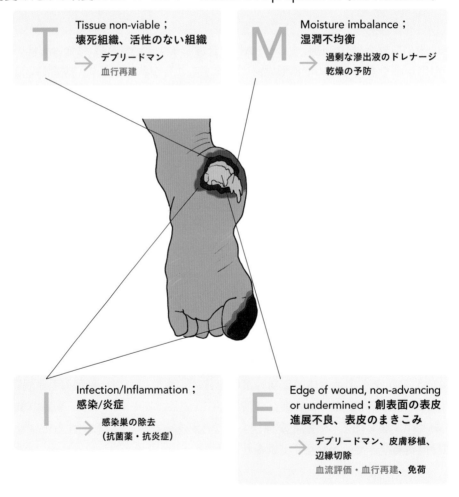

T
Tissue non-viable；
壊死組織、活性のない組織
→ デブリードマン
血行再建

M
Moisture imbalance；
湿潤不均衡
→ 過剰な滲出液のドレナージ
乾燥の予防

I
Infection/Inflammation；
感染/炎症
→ 感染巣の除去
（抗菌薬・抗炎症）

E
Edge of wound, non-advancing
or undermined；創表面の表皮
進展不良、表皮のまきこみ
→ デブリードマン、皮膚移植、
辺縁切除
血流評価・血行再建、免荷

透析患者の足病変の病態は、主にPNのみの病態（Type1）、PADのみの病態（Type2）、感染が主である病態（Type3）、PADに感染が伴う病態（Type4）の4つに分類されます[3]。

◉ 透析患者の足病変の病態と治療

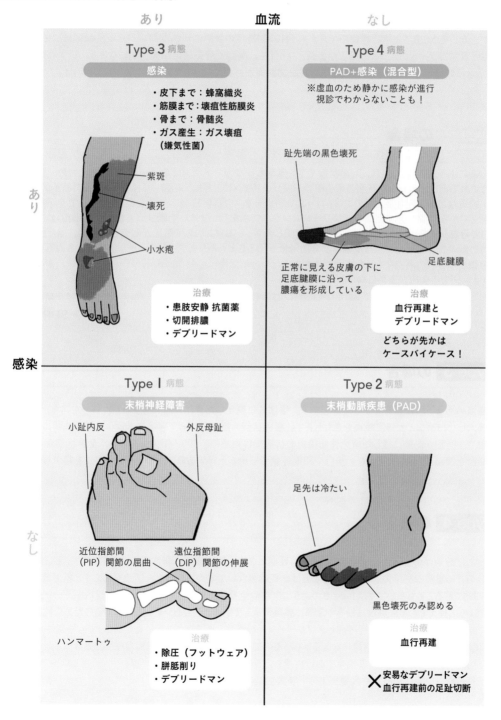

あり　　　血流　　　なし

Type 3 病態
感染
・皮下まで：蜂窩織炎
・筋膜まで：壊疽性筋膜炎
・骨まで：骨髄炎
・ガス産生：ガス壊疽
　（嫌気性菌）

紫斑
壊死
小水疱

治療
・患肢安静 抗菌薬
・切開排膿
・デブリードマン

Type 4 病態
PAD+感染（混合型）
※虚血のため静かに感染が進行
　視診でわからないことも！

趾先端の黒色壊死

足底腱膜

正常に見える皮膚の下に
足底腱膜に沿って
膿瘍を形成している

治療
血行再建と
デブリードマン

どちらが先かは
ケースバイケース！

Type 1 病態
末梢神経障害

小趾内反　　外反母趾

近位指節間　　遠位指節間
（PIP）関節の屈曲　（DIP）関節の伸展

ハンマートゥ

治療
・除圧（フットウェア）
・胼胝削り
・デブリードマン

Type 2 病態
末梢動脈疾患（PAD）

足先は冷たい

黒色壊死のみ認める

治療
血行再建

✕ 安易なデブリードマン
　血行再建前の足趾切断

あり

感染

なし

107

Type 1 の場合

　PNによる足趾の変形や胼胝が生じている状態です。変形により足底にかかる圧の分散がうまくいかず胼胝を形成し、胼胝下に潰瘍を形成します。ハンマートウでは突出した中足趾節関節（MTP関節）の組織が菲薄化し、関節の露出が容易に起こります。また外反母趾により母趾MTP関節に潰瘍形成を生じ、他の足趾どうしが圧迫しあうことで趾間に褥瘡ができます。月に1回程度の胼胝削りや、足底のフェルト、趾間にはさむフォームなど適切なフットケアによる除圧が必須となります。関節や骨の露出が慢性的になると、いずれ感染が生じType 3に移行するため、必要最小限の足趾切断術が必要になってきます。

Type 2 の場合

　PADにより潰瘍をきたしたCLIの状態です。安易なデブリードマンは壊死の進行をまねくため、血行再建がなされる前は出血しない範囲の最小限のデブリードマンにとどめ、乾燥、ミイラ化させるためイソジンシュガー軟膏などを使用し滲出液のコントロールを行います。血行再建後、皮膚灌流圧（SPP）で十分な血流を確認してから必要十分な組織のデブリードマンや小切断を行います。切断する場合、切断部位はX線やCT、MRIで骨髄炎の範囲を吟味して行います。切開とデブリードマンのみで感染が制御されれば、陰圧閉鎖療法を行い創の縮小をはかり、植皮術などで創治癒を図ることもあります。カテーテル治療による血行再建はその直後から容易に再狭窄をきたす可能性があるため、創治癒に必要な血流（SPP[※1]>30mmHg）が得られたタイミングでの手術が重要になります。

※1　SPP：調べたい部位の血圧から微小な毛細血管の血流を調べる検査方法。一般に>30mmHgで創傷治癒機転がはたらくとされる。

▶SPP→p.60

Type 3 の場合

　血流のある下肢が感染を生じた病態です。慢性的に露出した骨は骨髄炎をきたし、弱ったスキンバリアから侵入した白癬などが蜂窩織炎をきたします。感染は腱や腱膜に沿って容易に上行し、嫌気性菌によるガス壊疽や、炎症が筋膜に達した壊死性筋膜炎の状態では緊急のデブリードマンを要し、全身状態が悪ければ大切断を躊躇してはいけません。歩行や関節運動で感染が上行するので安静と患肢の挙上を指示します。

Type 4 の場合

　PADに感染が併発した状態で、混合型とも呼ばれます。実臨床では非常に多いタイプです。CLIは血流不十分のため急激な感染の進行を起こすことは比較的少ないですが、いったん感染を起こすと創治癒は難しく大切断に至ることも多いです。Type 3のように皮膚や全身の炎症として派手に症状が現れず、一見通常の皮膚のように見えても足底腱膜に沿って深部に膿瘍形成していることもあります。血流不全のために抗菌薬も患部に届きにくく、しばしば血行再建とデブリードマンの順序に悩まされます。ただしCLIでも壊死性筋膜炎のような急激な進行をきたす病態になることもあるので、注意が必要です。重篤な感染症となっている場合は先に切開ドレナージを行い、準緊急で血行再建を行うこともあります。小切断や局所の切開で感染コントロールが得られない場合は膝下や大腿部での下肢大切断となります。

Type 1 〜 4 を含めて足潰瘍をみたときの治療アルゴリズムを下記に示します[3]。血流の評価と感染の評価、血行再建の時期が治療の重要な要となります。

◉ 左第I趾のガス壊疽（犬咬傷、糖尿病既往）

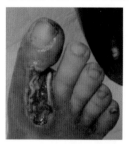 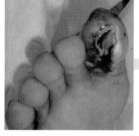 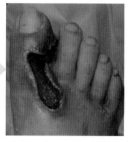 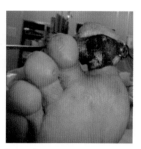

切開、デブリードマン直後。 　　　　デブリードマン後陰圧閉鎖療法（NPWT）で創閉鎖した。

▶NPWT→p.138

◉ 左大腿壊死性筋膜炎（感染性粉瘤からの感染・糖尿病既往）

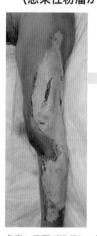 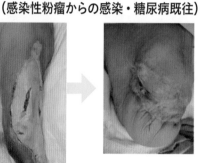

急激に壊死が進行し、股関節離断に至った。

◉ 透析患者の足病変の治療の進め方

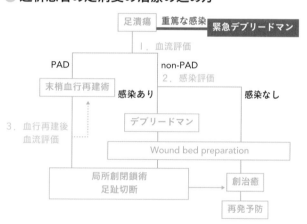

寺師浩人：糖尿病性足潰瘍の100例－あなたの患者さんはどのType？－．克誠堂出版，東京，2016：9．より改変して転載

（権　知華）

PART
4

足病変の治療と全身管理

参考文献

1）辻依子，寺師浩人：糖尿病性足病変の発生機序．大浦紀彦編著，下肢救済のための創傷治療とケア，照林社，東京，2011：69-79．

2）小浦場祥夫：デブリードマン．大浦紀彦編著，下肢救済のための創傷治療とケア，照林社，東京，2011：162-168．

3）寺師浩人：糖尿病性足潰瘍の100例－あなたの患者さんはどのType?－．克誠堂出版，東京，2016：6-11．

2 | 血管内治療

血管内治療を示す末梢血管治療（endovascular therapy：EVT）とは、心臓以外の血管に対するカテーテル治療のことです。下肢動脈（腸骨動脈・浅大腿動脈・膝窩動脈・膝下血管）の病変のみならず、腎動脈狭窄症、鎖骨下動脈狭窄症、そして深部静脈血栓症などの静脈疾患も症例によっては対象となります。

EVTの適応

治療については、重症度によって異なり、間欠性跛行の症例は膝の血管（膝窩動脈）まで、重症下肢虚血（CLI）の症例は膝下血管までの拡張が必要です。

● 重症度分類：Rutherford（ラザフォード）分類

Rutherford分類	症状	
1	末梢冷感・しびれ	
2	軽度跛行	侵襲的治療適応
3	重度跛行（連続歩行200m以下）	
重症下肢虚血 4	安静時疼痛	
5	下肢潰瘍	
6	重症下肢潰瘍（中足骨に至る）	↓

これらの治療は、かつては外科的手術（バイパス術）でしか治療できませんでしたが、治療技術および機器（デバイス）の向上により、大多数の症例がEVTで治療可能となってきました。そのため、25cm以下の病変では、EVTを第1選択に考慮してもよい[1]とされています。

EVTの実際

治療は基本的に足の付け根から2〜2.5mm程度のカテーテルを挿入して行いますが、症例によっては腕や手首の血管から治療も行えます。血管を広げる際に痛みを伴うこともあるため、点滴からの麻酔にて、軽く眠っていただくこともあります（希望することも可能です）。

EVTの手順は以下のとおりですが、閉塞した血管の場合は、足先の血管から細い管を挿入し、双方向からワイヤーを進めること（双方向アプローチ）もあります。

手技時間は病変によってかなり差がありますが、30分〜2時間程度です。入院期間は基本的に2泊3日ですが、CLIの患者さんは傷の処置もあるため、長期化することも多いです。

●EVTの手順

①カテーテル挿入部位に局所麻酔を行う

②上肢もしくは足の付け根からカテーテルを挿入する

③病変にガイドワイヤーを通す

④血管内超音波で病変の観察

⑤風船で拡張（前拡張）

⑥薬剤溶出性バルーンによる拡張かステント留置を行う

⑦造影後、カテーテルを抜いて止血して終了する

⑧治療後3時間程度、ベッド上安静

　足の血管は、心臓の血管（冠動脈）のように固定されているわけではないため、ステントという血管を補強する網型の筒を入れて終わりとはならないことも多々あります。特に太ももの血管領域（浅大腿動脈）は動きが大きいため、あえてステントを入れずに薬剤を塗布するだけなど、さまざまな治療方法があります。

使用できるデバイスも多いため、
血管の状態に合わせて
治療方法を選択しています。

●EVTの実際

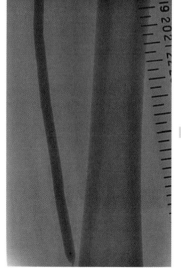

バルーン拡張

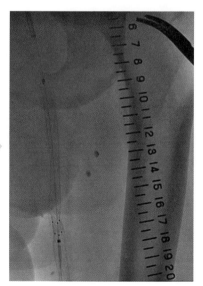

ステント留置

◉ 腸骨動脈の治療

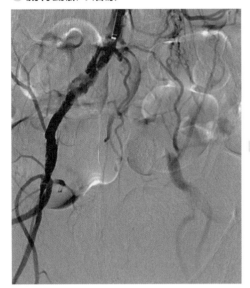

閉塞した両側の腸骨動脈

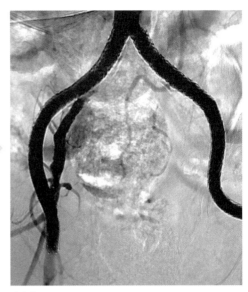

治療後

◉ 浅大腿動脈の治療

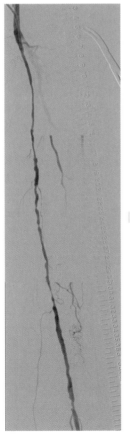

高度狭窄をきたした浅大腿動脈

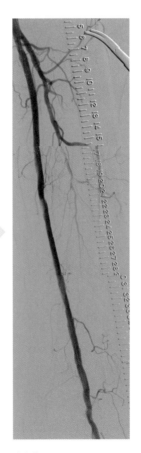

治療後

● 膝下血管の治療

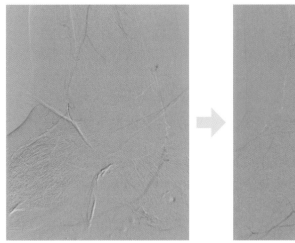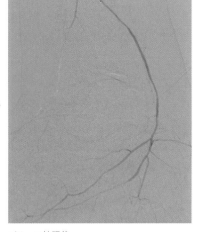

閉塞した後脛骨動脈　　　　　　　　　バルーン拡張後

EVTの看護のポイント

①術前

● 穿刺部位が鼠径となることがあるため、清潔のために除毛します。

● ディスタールパンクチャーをする可能性がある場合は、末梢の穿刺にも備え、準備を行います。

②術中

● どこから穿刺するか、カテーテルをどの方向に入れるかで、カテーテル台に寝る向きが変わることがあるため、確認を行います。

● 鎮静を行う場合は、カテーテル台から転落しないように抑制を追加します。また、呼吸状態もモニタリングし、酸素投与も行います。

● カテーテル先端の血圧は、近位部の狭窄などで低めに出てしまうこともあるため、非観血的な血圧計での測定も行ったほうが確実です。

③術後

● 穿刺部からの出血がないかの確認は慎重に行います。

● 大腿動脈など、大きな血管を止血している場合は、迷走神経反射により徐脈および血圧低下をきたすことがあるため、モニター心電図の管理を行うことが好ましいです。

（飛田一樹）

参考文献

1）日本循環器学会，日本インターベンショナルラジオロジー学会，日本形成外科学会，他：末梢閉塞性動脈疾患の治療ガイドライン（2015年改訂版）
　　https://www.j-circ.or.jp/old/guideline/pdf/JCS2015_miyata_h.pdf（2020.11.01アクセス）
2）日本循環器学会，日本血管外科学会，日本血管内治療学会，他：末梢閉塞性動脈疾患の治療ガイドライン（2005-2008年度合同研究班報告）
　　https://www.j-circ.or.jp/old/guideline/pdf/JCS2010_shigematsu_h.pdf（2020.11.01アクセス）

PART
4

足病変の治療と全身管理

3 | 外科的血行再建術

外科的血行再建術にはバイパス術と内膜摘除・形成術があり、治療部位によって異なります。また、跛行肢なのか重症下肢虚血（CLI）なのかで、治療適応が違いますが、ここでは、一般的な外科的血行再建方法、およびバイパス術後の看護について提示します。

内膜摘除・形成術

　総大腿動脈、浅大腿動脈、深大腿動脈、膝窩動脈に限局性の高度狭窄、閉塞病変がある場合に適応となります。大腿動脈の形成術と同時に血管拡張術やステント挿入などの血管内治療を同時に行ったり、パッチ形成部を中枢吻合部としてさらに末梢にバイパス術を行う場合もあります。

● 内膜摘除・形成術の手順

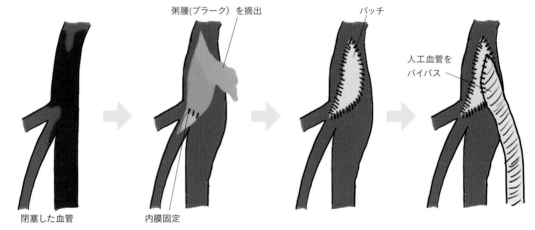

粥腫(プラーク)を摘出　　　　　　　　　　　　　　　　パッチ

人工血管を
バイパス

閉塞した血管　　　　　内膜固定

① 閉塞部の末梢の大腿深動脈から総大腿動脈に向かって末梢から中枢に切開する。

② 閉塞部の血栓内膜切除を行い、末梢の内膜を固定する。

③ 自家静脈あるいは人工血管のパッチを縫合する。

④ パッチ形成部を中枢吻合としてさらに末梢にバイパス手術を追加することができる。

古森公浩編：血管外科 基本手技アトラス 第2版．南山堂，東京，2014：141．を参考に作成

バイパス術

①大動脈－腸骨動脈領域

　この領域は侵襲の低い血管内治療が推奨されていますが、閉塞が大動脈の広範囲（腎動脈レベル）に及ぶ場合、総大腿動脈病変と連続している場合、動脈瘤を有する場合は外科的血行再建術が推奨されます。

　血行再建には人工血管を使用します。

中枢端々吻合

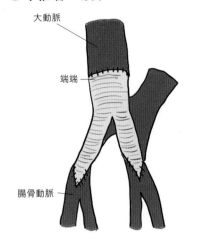

大動脈

端端

腸骨動脈

中枢側端吻合

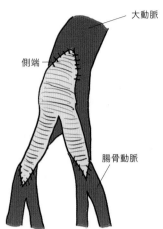

大動脈

側端

腸骨動脈

②大腿−膝窩動脈領域

この領域も近年は血管内治療が積極的に施行されていますが、長区間の閉塞病変に対してはバイパス術の適応となります。

総大腿動脈を中枢吻合部とすることが標準ですが、末梢吻合部は病変部位によって膝上であったり、膝下であったりします。

膝上のバイパスでは人工血管を用いることも多いですが、膝下へのバイパスでは自家静脈が第1選択となります。

膝上バイパス

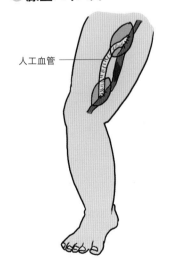

人工血管

膝下バイパス

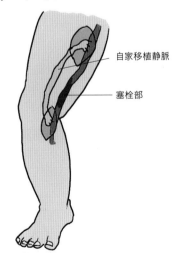

自家移植静脈

塞栓部

③下腿動脈足部末梢領域

下腿動脈以下へのバイパス術はCLIが適応となります。血行再建には自家静脈を用います。

⚫ **後脛骨動脈へのバイパス**

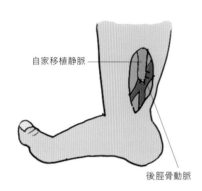

自家移植静脈

後脛骨動脈

⚫ **足背動脈へのバイパス**

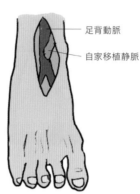

足背動脈

自家移植静脈

⚫ distal bypass
末梢吻合部術中造影

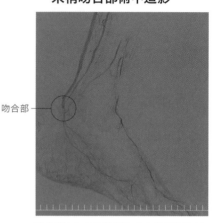

吻合部

吻合部から末梢（足趾）の血流が良好であることを確認。

非解剖学的バイパス術

①腋窩大腿動脈バイパス

腹部大動脈、両側腸骨動脈領域の閉塞病変で手術リスクが高い場合の血行再建、腹部大動脈の感染性動脈瘤や人工血管感染に対する血行再建として行います。

②大腿大腿動脈バイパス

腸骨動脈領域の閉塞病変で、解剖学的血行再建を施行するには手術のリスクが高い場合などが適応になります。

⚫ **腋窩大腿動脈バイパス**

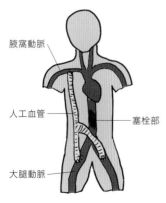

腋窩動脈

人工血管

塞栓部

大腿動脈

⚫ **大腿大腿動脈バイパス**

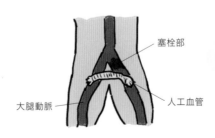

塞栓部

人工血管

大腿動脈

腸骨動脈領域は血管内治療の成績が良好となったので、救肢目的での腋窩大腿動脈バイパス術は減っています。

● バイパス後、創部治癒までの過程

84歳　男性
包括的高度慢性下肢虚血（CLTI）としてdistal bypass施行。創部は治癒。

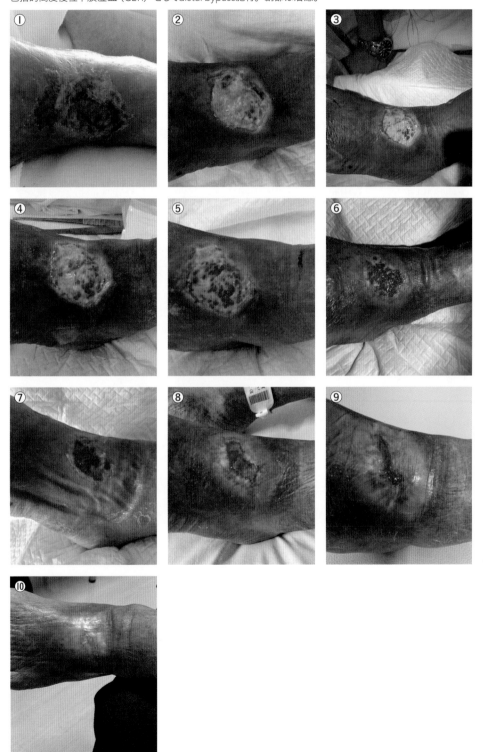

バイパス術後ケアのポイント

①下肢末梢の血流が保持できているかどうか

　下肢末梢動脈の血流があるかどうかは足背動脈や後脛骨動脈の触知、またはドプラでの脈波聴取が通常ですが、術後にバイパスが閉塞していないかを観察する際には、バイパスそのものに拍動があるか、ドプラでバイパスの脈波を聴取できるかを確認しましょう。もともと動脈閉塞があっても、側副血行路により足背動脈や後脛骨動脈のドプラを聴取できることがあります。そういう症例では、仮にバイパスが閉塞していても術前同様に足背動脈や後脛骨動脈の脈波をドプラで聴取できるので、閉塞の評価にはなりません。

②創部の確認

　バイパス術後の創部は少なくても中枢吻合部、末梢吻合部の2か所はあります。自家静脈を採取するバイパスの際は数か所に及びます。創部から多少出血することもありますが、特に注意が必要なのは吻合部の創部出血です。吻合部破綻による出血、吻合部仮性瘤による出血などが原因かもしれないので、「ガーゼで圧迫しておきました」という対応はNGです。すぐに医師に報告が必要です。

（磯貝尚子）

参考文献

1) R. James Valentine, Gary G. Wind：重要血管へのアプローチ 第2版. メディカル・サイエンス・インターナショナル, 東京, 2009.
2) 古森公浩編：血管外科 基本手技アトラス 第2版. 南山堂, 東京, 2014.
3) 古森公浩：下肢閉塞性動脈硬化症 血行再建ガイド. 日本医事新報社, 東京, 2020.

4 | 栄養管理

足病変のある透析患者は、低栄養状態にあり創傷治癒遅延リスクが高くなります。併存疾患を考慮しながら栄養管理を行う必要があるため、アセスメントやモニタリングを常に行い、栄養投与量を適宜調整することは重要です。栄養療法は、管理栄養士が中心となって検討し、他職種と情報共有をしながら、チーム医療で行うことが大切です。

透析患者の栄養管理の必要性

透析患者の栄養障害は、protein-energy-wasting（PEW）が知られており、体タンパク質とエネルギー源が不足した状態をいいます。

PEWの原因は、栄養摂取不足や炎症だけではありません。尿毒症や透析によって生じる栄養素の喪失や体タンパク質の異化亢進、インスリン抵抗性、内分泌異常などさまざまなものがあります[1]。

◉ CKD患者におけるPEWの原因と概要

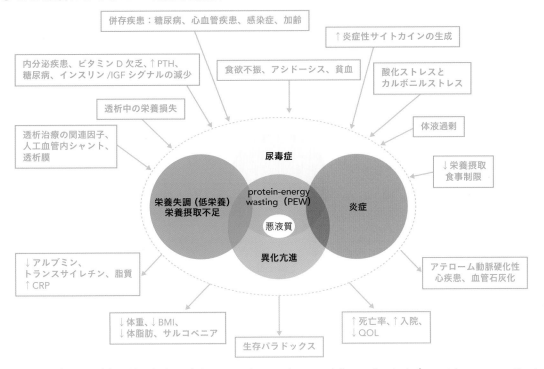

Fouque D, Kalantar-Zadeh K, Kopple J, et al. A proposed nomenclature and diagnostic criteria for protein-energy wasting in acute and chronic kidney disease. *Kidney Int* 2008; 73: 391-398. より引用

　透析患者のPEWの頻度は、15〜75%と報告されています。低栄養が進行すると、筋肉量の減少、内臓タンパク質の減少、免疫能の低下、創傷治癒遅延、内臓障害が起こります。最終的には骨格筋を主とした除脂肪体重（lean body mass：LBM）が健常時の70%以下になると窒素死（nitrogen death）という状態となり、生体維持が困難な状態となります[2]。維持透析患者は低栄養が多く、創傷治癒遅延リスクが高いことから、足病変がある透析患者の低栄養状態を早急に改善することが必要です。

◉ 除脂肪体重の推移

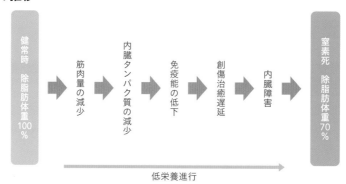

◉ CKD患者のPEW診断基準

次の1〜4のうち3つ以上が該当する場合はPEWと診断する

Ⅰ．血液生化学検査	①血清アルブミン：3.8g/dL未満 ②血清プレアルブミン（トランスサイレチン）：30mg/dL未満（維持透析患者）CKDステージG2〜G5の患者のGFRレベルによって異なる ③血清総コレステロール：100mg/dL未満
2．体重	①BMI：23.0kg/m²未満（日本人ではこれより低い可能性あり） ②意図的でない体重減少：3か月間で5%以上または6か月間で10%以上の減少 ③体脂肪率：10%未満
3．筋肉量	①筋肉量の減少：3か月間で5%以上または6か月間で10%以上の筋肉量減少 ②上腕筋周囲長の減少：母集団の50パーセンタイルから10%以上の減少 ③クレアチニンの増加
4．食事摂取量	①タンパク質摂取量 　透析患者：0.8g/kg体重/日未満が2か月以上続いている 　CKDステージG2〜G5の患者：0.6g/kg体重/日未満が2か月以上続いている ②エネルギー摂取量の不足：25kcal/kg体重/日未満が2か月以上続いている

Fouque D, Kalantar-Zadeh K, Kopple J, et al. A proposed nomenclature and diagnostic criteria for protein-energy wasting in acute and chronic kidney disease. *Kidney Int* 2008; 73: 391-398. より引用

エネルギー・タンパク質の目標設定

①エネルギー

　エネルギー必要量の設定は、エネルギー消費量を間接熱量計を用いて測定する方法や、推定式により算出する方法があります。推定式を使用する場合、欧米で発表された米国褥瘡諮問委員会（National Pressure Ulcer Advisory Panel：NPUAP）／ヨーロッパ褥瘡諮問委員会（European Pressure Ulcer Advisory Panel：EPUAP）／環太平洋褥瘡対策連合（Pan Pacific Pressure Injury Alliance：PPPIA）の褥瘡の治療ガイドライン[3]や慢性透析患者の食事摂取基準[4]を参考にします。どちらも1日30〜35kcal/kgで求めますが、糖尿病患者も多く、病因、基礎疾患、活動量、栄養状態を考慮してエネルギー必要量を算出する必要があります。

　体内で糖質と脂質が不足すると、エネルギー不足分の穴埋めとしてタンパク質が利用されてしまいます。その結果、タンパク質の役割でもある皮膚組織の再生機能を果たせず、その他タンパク質の異化亢進や全身への栄養の運搬に影響をもたらします。過不足のない必要エネルギー量を設定し、栄養管理を行うことが必要です。

②タンパク質

　タンパク質は、線維芽細胞増殖やコラーゲン生成などの皮膚組織の再生に不可欠な栄養素です。慢性透析患者の食事摂取基準によると、血液透析（週3回）患者さんのタンパク質設定量は、標準体重あたり1日0.9〜1.2g/kgですが、NPUAP/EPUAP/PPPIAガイドラインによると、疾患を考慮しながら、1日1.25〜1.5g/kgを推奨しています。創傷治癒が必要な透析患者は、褥瘡の治療ガイドラインを参考に、栄養状態や原疾患・併存疾患を十分に配慮した設定量を検討することが必要です。

創傷治癒に効果的な栄養成分

①アルギニン

　アルギニンは、タンパク質を構成する非必須アミノ酸の1つですが、術後や褥瘡など侵襲がある場合には条件付き必須アミノ酸に転じます。アルギニンからは、肝臓で代謝される過程で一酸化窒素（nitric oxide：NO）が放出されます。NOには血管拡張作用があり、血流の確保に有効といわれている一方で、炎症を惹起する可能性もあり、重症敗血症などの炎症が強い場合には使用を控える、もしくは慎重に使用する必要があります。またアルギニンは創部におけるコラーゲン合成などに関与し、創傷治癒の効果があるといわれています。

　アルギニンの必要量は、成人で1日5〜6gとされています。しかし、普段から必要量を十分には満たせていません（摂取量は1日3〜4g）。食品からのみ摂取するのはなかなか困難のため、食事に加えてアルギニンが多く含まれる栄養補助食品を利用することが望まれます。

● 特殊アミノ酸を含有する栄養補助食品の一覧

商品名	販売会社名	容量	エネルギー (kcal)	タンパク質 (g)	特殊アミノ酸
アイソカル® ジェリー Arg	ネスレ ヘルスサイエンス カンパニー	66g	80	4.0	アルギニン2,500mg
アルジネード®	ネスレ ヘルスサイエンス カンパニー	125mL	100	5.0	アルギニン2,500mg
明治メイバランス® Arg Miniカップ	株式会社明治	125mL	200	10.0	アルギニン2,500mg
オルニュート®	キリンホールディングス 株式会社	5g	20	3.1	オルニチン1,250mg グルタミン1,000mg
ブイ・クレスCP10	ニュートリー株式会社	125mL	80	12.0	コラーゲンペプチド 10,000mg
アバンド® （オレンジ味）	アボットジャパン合同会社	24g	79	14.0	HMB* 1,200mg グルタミン7,000mg アルギニン7,000mg

*HMB（β-hydroxy-β-methylbutyrate：β-ヒドロキシ-β-メチル酪酸）…分岐鎖アミノ酸で1つであるロイシンの代謝産物

②オルニチン

　オルニチンは、生体内でアルギニンより代謝生成されるアミノ酸です。食品にも幅広く存在し、特にしじみに多く含まれています。アルギニンと同様に、成長ホルモン分泌促進、ポリアミン合成促進、コラーゲン合成促進の作用などがあり、創傷治癒促進効果があると知られています。アルギニンはNOの前駆物質で、炎症が強い場合、炎症を惹起する可能性がありますが、オルニチンでは炎症を惹起しません。また、アルギニンとオルニチンによる創傷治癒を比較した検討では、2倍量のアルギニンと比較しても、オルニチンにおいて有意に高い創傷治癒効果が認められています。

　摂取めやす量は、1日500〜1000mgとされていますが、食事からの十分な摂取が難しいため、栄養補助食品の利用が望まれます。またオルニチンでは、1分子中の窒素量がアルギニンの半分であるため、高齢者や腎機能の低下した人にも使用しやすいと考えられます。

③コラーゲンペプチド

　コラーゲンは人体のタンパク質総量の25%以上を占め、さまざまな組織に構造的強度やしなやかさを与えています。コラーゲンペプチドのアミノ酸組成は、グリシン（Gly）、プロリン（Pro）、ヒドロキシプロリン（Hyp）などの構成で、ジペプチドのまま体内へ吸収される頻度が高いといわれています。コラーゲンペプチドのはたらきは、線維芽細胞を活性化しコラーゲンの合成を促進する役割を果たします[5]。

　効果的な摂取量は食事以外に1日5〜10gとされています。

④HMB（β-ヒドロキシ-β-メチル酪酸）

　HMBは、ロイシンの代謝産物です。HMBの効果には、タンパク質・コラーゲンの合成促進作用、侵襲時の体タンパク質の分解抑制作用、抗炎症作用があります。

⑤ビタミン・微量元素

　現時点では、足病変のある透析患者に対するビタミンや微量元素の具体的な目標量がはっきり明記されたものが見当たりません。しかし、創傷治癒を促進させる可能性が示唆され、検討すべき栄養成分としては、亜鉛、アスコルビン酸（ビタミンC）などが挙げられます。亜鉛は、タンパク合成にかかわることから、創傷がある場合に治癒を促進します。不足すれば創傷の治りが悪くなるばかりか、湿疹など皮膚疾患の原因にもなります。また、味覚障害が起こり、食欲不振の原因となり、さらなる低栄養をひき起こす可能性があります。

　亜鉛欠乏の症状があれば、栄養補助食品、または亜鉛製剤を投与して、症状の改善を確認することが勧められます。銅と亜鉛は消化管からの吸収において拮抗するので、どちらかが多いとどちらかが欠乏する可能性があるため、銅の値も確認することが必要です。ビタミンCでは、大量補充した場合、腎機能低下患者は血中シュウ酸値が上昇し、血管石灰化を引き起こす可能性があるので、勧められません[6]。

（伊藤典子）

PART
4

足病変の治療と全身管理

引用文献

1) Fouque D, Kalantar-Zadeh K, Kopple J, et al. A proposed nomenclature and diagnostic criteria for protein-energy wasting in acute and chronic kidney disease. *Kidney Int* 2008; 73: 391-398.
2) Steffee WP. Malnutrition in hospitalized patients. *JAMA* 1980; 244: 2630-2635.
3) NPUAP/EPUAP/PPPIA著，宮路良樹，真田弘美監訳：褥瘡の予防と治療　クイックリファレンスガイド（日本語訳；第2版）．メンリッケヘルスケア，2014.
4) 中尾俊之，菅野義彦，長澤康行，他：慢性透析患者の食事療法基準．日本透析医学会雑誌 2014；47（5）：287-291.
5) 小山洋一：天然素材コラーゲンの機能性．皮革科学 2010；56（2）：71-79.
6) Canavese C, Petrarulo M, Massarenti P, et al. Long-term, low-dose, intravenous vitamin C leads to plasma calcium oxalate supersaturation in hemodialysis patients. *Am J Kidney Dis* 2005; 45: 540-549.

5 │ 血圧、血糖管理

透析患者は1週間のうちに血圧が大きく変動するので注意が必要です。血糖についても食事だけでなく透析による影響も考える必要があります。

透析患者の血圧の特徴

透析患者の血圧は、非透析患者と大きく異なり特殊です。降圧目標についてもエビデンスが乏しいのが実状です。さらに、血液透析患者では日中の血圧変動だけでなく、透析日と非透析日で異なる血圧変動がみられ[1]、1週間のうちに大きく血圧が変動し、高血圧と低血圧を併せもつ患者さんも珍しくありません。ガイドラインでは週平均化血圧（weekly averaged blood pressure：WAB）で評価することがすすめられています。

● I週間の血圧変動

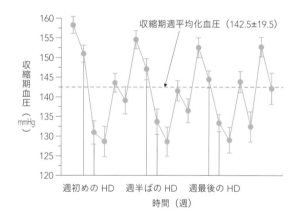

血液透析患者では、血圧の変動と生命予後との関係は一般とは異なり、生存曲線はU字カーブを呈し、透析前収縮期血圧が120〜160mmHgで死亡率が低く、血圧が高すぎても、低すぎても死亡率は上昇しています。透析中の血圧低下や透析前後の起立性低血圧が全死亡の独立した危険因子であることも報告されており、高血圧だけでなく低血圧への対応が重要であることはいうまでもありません。

高血圧

高血圧が続くと血管に圧がかかり、反応性に血管壁が厚くなります。血管狭窄の原因にもなりますし、特に透析患者では動脈の中膜に石灰化が生じます。

末梢動脈疾患（PAD）は動脈硬化性疾患であり、動脈硬化の危険因子である高血圧はPADの危険因子です。透析患者の血圧を管理する際、体液量評価を必ず行います。体液量の過剰が血圧

上昇の原因であることは珍しいことではありません。さらに、実質体重は変動していますから、適正体重をそのつど設定する必要があります。むくみの状態、透析中の血圧の変化、透析後のX線、透析後hANP、クリットラインモニターなどを参考にして適正なドライウェイト（DW）を設定します。また、血圧は体液量の増加とともに上昇しますので、塩分や水分制限を徹底し透析間体重増加を適正に抑えることがとても重要です。

　それでも血圧が高い場合に、降圧薬の調整が必要となります。ただ、透析中血圧が下がりすぎないようにするために、降圧薬を透析の前には服用しないなど、透析日と非透析日の降圧薬を別に定める必要があるかもしれません。血圧は変動しているので、透析中の血圧だけでなく、家庭での血圧測定も必須です。

◉ DW設定に評価する項目

* 透析中の血圧の推移
* 浮腫
* 心胸郭比（CTR）
* 下大静脈径（IVC）
* 透析後hANP（ヒト心房性ナトリウムペプチド）
* クリットラインモニター
* 生体電気インピーダンス

血圧目標値は？

　透析開始時に比べ透析後半にかけてやや血圧下がる、というのが透析中の理想的な血圧変動です。週はじめの透析前の血圧は1週間のうち最も高くなりますが、この血圧の最高値が140/90mmHg以下になるように調整を行います（注：未だ降圧目標のエビデンスは不十分です）。

低血圧

　例えば透析中に血圧が下がる場合、それは過剰な除水のせいでしょうか？　DWを上げればよいのでしょうか？　それとも昇圧剤を服用すればいいのでしょうか？　DWが厳しい場合はその設定を上げる必要があります。昇圧剤が必要な場合もあるでしょう。しかし、その前に必ず確認しなくてはならないのは、心不全の合併や虚血性心疾患の有無です。その患者さんに心疾患の既往がなかったとしても油断はできません。腎不全があれば、全身の動脈硬化や動脈石灰化が進んでいる可能性がある、ということを忘れてはいけません。

◉ 透析中の血圧低下時に確認すべき項目

• 心疾患の有無	• 低栄養がないか
• 心機能の評価	• 貧血がないか
• 弁膜症の有無	• 血圧低下の原因となる薬を服用していないか
• 過除水になっていないか、DWは適正か	• 自律神経障害はないか（糖尿病患者や高齢者に多い）
• 除水設定は適正か	• アレルギー反応の有無

例えば大動脈弁狭窄症が生じ進行している、あるいは何の自覚症状もないまま心筋梗塞を起こし心機能が低下し透析中の血圧が低下している、といった可能性を常に考えておく必要があります。特に糖尿病透析患者では、無症候の虚血性心疾患を生じていることがあります。透析導入時にまったく無症状の患者さん53％（16人/30人）に50％以上の有意な冠動脈狭窄が確認され、そのうち糖尿病患者に至ってはじつに83.3％の患者さんで冠動脈狭窄を認めたことが報告されています[2]。

また、低栄養があればプラズマリフィリング（血管外から血管内への水のシフト）が起こりにくく、血圧低下の原因となります。

血圧が下がりすぎることは足にも悪い！

透析患者の血圧は特に透析中に大きく変動します。透析中に血圧が下がりすぎると、足の血流にも影響します。透析中は、プラズマリフィリングが起こり、血液中の水分が除水されていきます。しかし、このバランスがくずれ血圧が下がってしまうと、下肢血流の低下が起こります。

透析前後の皮膚灌流圧（SPP）を比較すると、透析前より透析後のSPPが低下しています[3]。過度にSPPが低下する、つまり下肢血流が低下しないよう、透析中の血圧が安定するよう、血管内のボリュームが保たれるよう、注意しないといけません。透析中の血圧低下（30分前と比較して収縮期血圧が≧20mmHg低下し、透析中の収縮期血圧が最下点<90mmHgと定義）は、CLIの独立危険因子であることも報告されています[4]。特にPADの患者さんは、糖尿病や動脈硬化、自律神経障害、あるいは低栄養があるなど、血圧が低下する要因が複数であることがあります。透析をすることでむしろ足の血流を低下させてしまう、ということがないように慎重な対応が必要です。透析中の血圧低下がどのタイミングで起こるかなどを参考にその原因を分析して対応します。

足病変と血糖管理

①糖尿病はリスクが高い

PADの危険因子として、加齢、糖尿病、高血圧、脂質異常症、喫煙などがありますが、このうち糖尿病が最も高い危険因子と報告されています。

糖尿病と下肢血流の関係　糖尿病での高血糖、インスリン抵抗性に伴う高インスリン血症、そして低血糖は酸化ストレスを増大させ、血管内皮機能障害をもたらします。高血糖状態では終末糖化産物（advanced glycation end products：AGEs）形成亢進により細胞内代謝障害が起こり内皮細胞の機能障害を誘導されます。

創傷治癒との関係　もともと透析患者では創傷治癒の遅延がみられます。ここに、血糖管理不良が加わるとさらに創傷治癒が遅延します。糖尿病マウスでは、創傷治癒を促進させる可能性のあるタンパク質が低下していることが報告されています。

感染症との関係 腎不全患者は免疫不全があり感染症にかかりやすいですが、さらに高血糖の状態が長期に続くと、白血球など免疫にかかわる細胞の機能が低下し、感染に対する防御機能が低下します。

②透析患者の血糖値の指標

血糖管理の指標として赤血球寿命やESA製剤の影響を受けないグリコアルブミン（GA）を使用します。グリコアルブミン20.0％未満、随時血糖180〜200mg/dLを目標とします。

なぜ透析液にブドウ糖が含まれているの？

透析中に血糖が下がりすぎてしまうと、その後血糖値の上昇（透析起因性高血糖）が引き起こされてしまうため、通常ブドウ糖が含まれている透析液が使われています。

現在日本で販売されている透析液のブドウ糖濃度は4種類あります（0、100、125、150mg/dL）。ただし、ブドウ糖がまったく入っていないブドウ糖0mg/dLの透析液を使用すると、血糖値と透析液のブドウ糖濃度の差が大きくなり、透析中に血糖値が下がります[5]。糖尿病患者だけでなく、非糖尿病患者でも血糖値が下がってしまいます。使用している透析液のブドウ糖濃度にもよりますが、透析中には血糖が変動しますので、インスリン注射中の患者さんは、透析開始時と終了時にも血糖を測定します。

（岡　真知子）

参考文献

1) Moriya H, Ohtake T, Kobayashi S. Aortic stiffness, left ventricular hypertrophy and weekly averaged blood pressure (WAB) in patients on haemodialysis. *Nephrol Dial Transplant* 2007; 22: 1198-1204.

2) Ohtake T, Kobayashi S, Moriya H et al. High prevalence of occult coronary artery stenosis in patients with chronic kidney disease at the initiation of renal replacement therapy: an angiographic examination. *J Am Soc Nephrol* 2005; 16: 1141-1148.

3) 石岡邦啓, 堤大夢, 持田泰寛, 他：血液透析がSPP（skin perfusion pressure）に及ぼす影響について〜透析前後の下肢末梢循環動態の変化についての検討〜. 日本下肢救済・足病学会誌 2012；4：91-95.

4) Matsuura R, Hidaka S, Ohtake T, et al. Intradialytic hypotension is an important risk factor for critical limb ischemia in patients on hemodialysis. *BMC Nephrol* 2019; 20: 473.

5) Abe M, Kaizu K, Matsumoto K. Evaluation of the hemodialysis-induced changes in plasma glucose and insulin concentrations in diabetic patients: comparison between the hemodialysis and non-dialysis days. *Ther Apher Dial* 2007; 11: 288-295.

6 | 症状コントロール

末梢動脈疾患（PAD）の症状は足の虚血症状として現れ、典型的な症状としては間欠性跛行が挙げられます。虚血が進んだ状態である、重症下肢虚血（CLI）では安静時痛、下肢の皮膚潰瘍や壊死をきたします。無症状であっても、ささいな外傷を契機に急速にCLIへ移行することがあり、慢性的な安静時痛があるような患者さんに対しては対症療法として鎮痛薬を使用していきます。

慢性疼痛の痛みの原因

　慢性疼痛の痛みの原因を要因別に分類すると、侵害受容性疼痛、神経障害性疼痛、心理社会的疼痛などがあり、これが複合的に組み合わさって形成されます。

　身体的要因以外にも、精神疾患の合併や不安障害などの精神心理的要因、家庭や職場などの環境要因、医療不信や医療への過度な期待などの治療要因が痛みの原因として挙げられます。

疼痛管理

　慢性疼痛は痛みの原因部位を特定できない非器質的要因がその痛みの構成要素として大きいため、痛みをゼロの状態にすることは難しいとされています。そのため治療を行う際には、痛みをとることを目標とするのではなく、痛みを軽減して何ができるようになりたいか、QOLやADLの向上を目標とする必要があり、患者個々に合わせた目標設定をすることが非常に重要です。

● 疼痛管理に使用する代表的な薬剤

	一般名 （主な商品名）	用法用量	透析性	副作用、使用上の注意
アセトアミノフェン	アセトアミノフェン （カロナール®）	600 〜 4000mg/日	○	消化器症状、肝・腎機能障害 ● 重篤な腎障害には禁忌となっているが、胃障害や出血症例などはNSAIDsよりも安全とされる
非ステロイド性抗炎症薬 （NSAIDs）	ロキソプロフェン （ロキソニン®）	60 〜 180mg/日	×	消化管障害、腎機能障害、浮腫、心血管イベント、喘息 ● 腎障害を悪化させるおそれがあるため重篤な腎障害には禁忌 ● 無尿の透析患者では使用可能
	イブプロフェン （ブルフェン®）	600mg/日	×	
	セレコキシブ （セレコックス®）	200mg/日	×	

	一般名 （主な商品名）	用法用量	透析性	副作用、使用上の注意
鎮痛補助薬 （生物組織抽出物）	ワクシニアウイルス接種家兎炎症皮膚抽出液 （ノイロトロピン®）	4錠（16単位）/日	不明	悪心、発疹
		3.6単位　静注・皮下注・筋注		眠気、発疹
神経障害性疼痛緩和薬	プレガバリン （リリカ®）	150 ～ 300mg/日	○	眠気、めまい、体重増加、浮腫
		透析患者では25 ～ 75mg/日		
抗うつ薬	アミノトリプチン （トリプタノール）	開始量：10 ～ 25mg/日 維持量：10 ～ 100mg/日	×	眠気、めまい、倦怠感、悪心、口渇
	デュロキセチン （サインバルタ®）	開始量：20mg/日 維持量：40 ～ 60mg/日	×	悪心、眠気、口渇、頭痛、倦怠感
		透析患者では禁忌		
抗てんかん薬	ガバペンチン※ （ガバペン®）	開始量：400 ～ 600mg/日 維持量：600 ～ 1800mg/日	○	眠気、めまい
		透析患者では200mg/日か週3回透析後に200 ～ 400mg/回		
抗不安薬	エチゾラム （デパス®）	0.5 ～ 3.0mg/日 高齢者では1.5mg/日まで	×	眠気、めまい、筋弛緩作用、依存性
弱オピオイド鎮痛薬	トラマドール （トラマール®）	50 ～ 300mg/日	×	眠気、めまい、悪心・嘔吐、便秘
		腎障害では50%に減量が推奨		
	トラマドール・アセトアミノフェン合剤 （トラムセット®）	（1錠：トラマドール37.5mg＋アセトアミノフェン325mg） 4錠/日	×	眠気、めまい、悪心・嘔吐、便秘 ●アセトアミノフェン含有のため添付文書では重篤な腎障害には禁忌となっている
	ブプレノルフィン貼付剤 （ノルスパン®テープ）	5 ～ 20mg/7日間	×	眠気、めまい、悪心・嘔吐
オピオイド鎮痛薬	モルヒネ	1回5 ～ 10mg 15mg/日	×	悪心・嘔吐、便秘、呼吸抑制、精神依存、乱用・誤用
		腎障害では50%に減量し適宜調整		
	フェンタニル貼付剤 （デュロテップ®、フェントス®）	他のオピオイド鎮痛薬から切り替えて使用する	×	

※国内では保険適用外（2020年10月現在）　○：透析で除去される薬　×：透析で除去されない薬

薬物の選択と注意点

　薬は腎臓で排泄されるものも多いため、透析患者では排泄ができず薬が高濃度になることで、薬の効果以上に副作用を呈することがあります。表のうちデュロキセチン（サインバルタ®）は、高度に血中濃度が上昇するとして投与禁忌となっています。

　減量する薬剤も多く、薬の選択や用量に注意が必要となります。

①NSAIDs

　一般的に鎮痛薬として広く使用されるロキソプロフェンなどのNSAIDsは高度腎障害の患者さんでは使用は禁忌となっていますが、無尿の透析患者では使用可能とされています。ただし重篤な心不全の患者さんにも禁忌となっているため、心疾患を合併している患者さんの多い透析患者では、その点でも注意が必要です。

　服用期間中は消化性潰瘍のリスクも高く、予防として消化性潰瘍治療薬をあわせることが多くあります。

②オピオイド

　オピオイドを使用する患者さんでは、副作用として悪心・嘔吐、便秘、傾眠傾向などに注意が必要です。オピオイドによる便秘の副作用は鎮痛効果が現れる用量よりも少ない用量で発生する副作用であり、耐性ができないとされています。透析患者は水分制限や生野菜の摂取制限、高カリウム血症治療薬（カリメート®、アーガメイト®など）やリン吸着薬（レナジェル®、フォスブロック®、キックリン®）などの薬の影響により便秘になりやすく、オピオイドを開始した患者さんには特に排便コントロールに留意していく必要があります。

③末梢神経障害（PN）の痛みを併発している場合

　糖尿病による末梢神経障害の痛みを併発している場合などでは、「刺すような」「しびれるような」などと表現される神経障害性疼痛の要素を有する場合も多く、その場合は神経障害性疼痛に効果のある薬剤を使用していきます。

　プレガバリンは第1選択とされる薬ですが、腎排泄の薬であり、透析患者では減量して投与する必要があります。特に服用初期にめまいや傾眠傾向の副作用が多く、転倒のリスクがあるとされますが、腎機能低下患者ではその頻度が正常腎機能の人よりも高いとされるため、25mgの低用量から開始して十分注意していく必要があります。

運動も大事

　廃用を防ぐためには運動療法も重要です。痛みで運動を避ける患者さんに対しては、リハビリテーションを行う前に鎮痛薬を使用することで運動のきっかけをつくれる可能性がありますが、その場合は可能な限り「鎮痛薬がないと運動できないという」状況にならないよう短期の投与に

● 神経障害性疼痛　薬物治療のアルゴリズム[3]

	複数の病態に対して有効性が確認されている薬物	
第1選択薬	プレガバリン	● 透析患者では減量 ● 投与初期のめまいや傾眠傾向に注意
	ガバペンチン[※1]	● 透析患者では減量
	デュロキセチン	● 透析患者では禁忌
	アミノトリプチン	
	ノルトリプチン[※1]	
	イミプラミン[※1]	
第2選択薬	1つの病態に対して有効性が確認されている薬物	
	ワクシニアウイルス接種家兎炎症皮膚抽出液	
	トラマドール	● 悪心・嘔吐、便秘、傾眠傾向に注意
第3選択薬	ブプレノルフィン	● 悪心・嘔吐、便秘、傾眠傾向に注意
	モルヒネ	
	フェンタニル	
	オキシコドン[※2]	
	など	

※1：国内では保険適用外　※2：オキシコンチン®TRのみ保険適用（2020年10月現在）

とどめていく必要があります。慢性疼痛における鎮痛薬は長期投与になることが多いですが、治療目標をふりかえって、定期的に必要性を再評価していくことが大切です。

（桃井　歩）

参考文献

1）日本循環器学会，日本インターベンショナルラジオロジー学会，日本形成外科学会，他：末梢閉塞性動脈疾患の治療ガイドライン（2015年改訂版）

2）厚生労働行政推進調査事業費補助金慢性の痛み政策研究事業「慢性の痛み診療教育の基盤となるシステム構築に関する研究」研究班監修，慢性疼痛治療ガイドライン作成ワーキンググループ編：慢性疼痛治療ガイドライン．真興交易医書出版部，東京，2018.

3）日本ペインクリニック学会神経障害性疼痛薬物療法ガイドライン改訂版作成ワーキンググループ編：神経障害性疼痛薬物療法ガイドライン 改訂第2版．真興交易医書出版部，東京，2016：49-52.

4）平田純生，古久保拓編著：透析患者への投薬ガイドブック 改訂3版 慢性腎臓病（CKD）の薬物治療．じほう，東京，2017.

5）各薬剤の添付文書，インタビューフォーム

PART
4

足病変の治療と全身管理

7 | 特殊な治療 ①LDLアフェレシス

アフェレシスとはギリシア語で「分離」を意味し、医療分野では血液中の病因物質を除去することで疾患の改善を図る治療法を意味します。

LDLアフェレシス（low-density lipoprotein apheresis）は、LDLコレステロール除去が行われるとともに、酸化ストレス改善、血液粘度・血液流動性改善、抗炎症作用、血管拡張物質の産生亢進、内皮機能改善、血管内皮前駆細胞動員などさまざまな動脈硬化改善効果が報告されています[1]。

LDLアフェレシスのしくみ

LDLアフェレシスの吸着システムでは、まず1次膜を用いて血漿を分離した後に、①陽性に荷電したLDLコレステロールを陰性荷電の吸着カラムに灌流させることで、電気的に吸着除去する方法（リポソーバシステム）と、②2次膜を用いて分子量の違いでLDLコレステロールを除去する2重濾過血漿交換、のいずれかにより短時間で効率的にLDLコレステロールを体外に除去する治療です。

●LDLアフェレシスの効果発現機序

血流改善作用	血管拡張（NO、ブラジキニン産生亢進） 内皮機能改善 血液粘度改善（フィブリノーゲン吸着除去、赤血球変形能改善）
抗炎症作用	炎症性サイトカイン（IL-8、TNF-α）産生抑制 CRP低下作用
プラーク安定作用	プラーク安定化・退縮作用
血管内皮修復作用	CD34陽性細胞動員
脂質改善作用	LDL、VLDL、Lp（a）、small dense LDLの吸着除去

●LDLアフェレシスの適応と実際

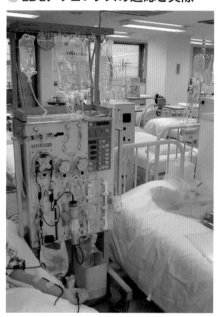

血漿3～4L（体重あたり50～60mL）処理
血液流量100mL/分
血漿処理20～25mL/分

適応
* Fontaine分類Ⅱ度以上の症状を有し、薬物治療を用いてもLDLコレステロール140mg/dL以下に低下しない末梢動脈疾患（PAD）患者
* 3か月間で1クール10回まで保険算定できる

LDLアフェレシスの保険適用疾患と適応期間

　末梢動脈疾患（PAD）では、Fontaine II 度以上の症状を有し、薬物治療で総コレステロール220mg/dL以下あるいはLDLコレステロール140mg/dL以下に低下しない高コレステロール血症を伴う患者さんで、膝窩動脈以下の閉塞あるいは広範な閉塞病変を有し、従来の治療で改善しない患者さんが対象で、3か月間で1クール10回まで保険算定できます。

LDLアフェレシスの治療効果

　LDLアフェレシスの臨床効果は、早い症例ではLDLアフェレシス開始直後から下肢冷感やしびれの改善、跛行症状の改善による歩行距離の延長が認められます。しびれ、冷感などは、早い症例では初回から数回以内にこれらの症状の改善を自覚します。LDLアフェレシスの有する短期的な微小循環改善効果によるもので、皮膚温の上昇や皮膚灌流圧（SPP）の上昇が認められます。一方で、LDLアフェレシスで改善した歩行距離や足関節／上腕血圧比（ABI）は治療終了後3か月経過しても維持されうることが報告されています[2]。このように、LDLアフェレシスは短期的効果と慢性的効果の両方を有します。

　重症下肢虚血（CLI）を呈する透析患者では、残念ながらLDLアフェレシス単独治療では臨床症状の改善（潰瘍治癒や疼痛の改善）が得られないことが多いです。微小循環を客観的に評価するSPPの変化でLDLアフェレシスの効果をみた際にも、CLI透析患者ではLDLアフェレシスによる有意なSPP改善は得られませんでした[3]。

　私たちの検討では、LDLアフェレシスを下腿血管内治療と併用した場合のCLI透析患者の下肢血管イベント改善効果が示唆されました[4]。すなわち、血管内治療から1週以内にLDLアフェレシスを開始して、週2回合計4回行うことで血管内治療後再狭窄と大切断の複合エンドポイントの頻度が有意に改善しました。

　LDLアフェレシスは、単独でもPADの早期に行うことで虚血に伴う症状の改善を得ることができますが、重症化した場合でも既存の治療と併用することで相乗的な治療効果が得られるものと考えられます。

LDLアフェレシスを行う際のポイント

①ACE阻害薬の内服の有無を確認

● リポソーバーシステムを用いて行う場合、陰性荷電カラムと血漿が接触することでブラジキニン産生が亢進します。ブラジキニンは強力な血管拡張作用を有するので、ブラジキニンの蓄積によって血圧低下を生じます。

● ACE阻害薬はブラジキニン分解酵素（キニナーゼII）の活性を阻害しブラジキニン蓄積による血圧低下を生じやすくするので、リポソーバーを用いたLDLアフェレシスを行う際にはACE阻害薬は禁忌です。

②フィブリノーゲン吸着除去効果のため出血傾向に注意

● LDLアフェレシスは、LDLコレステロール以外にフィブリノーゲンも吸着除去します。このため、冠動脈疾患や心房細動を合併し抗凝固薬や抗血小板薬を複数併用して内服している透析患者では、出血傾向が助長される場合もあり注意が必要です。

③体重管理に注意

● リポソーバーシステムを用いた場合、毎回400～500mL程度の生理食塩水負荷が生じるので、体重増加やうっ血に伴う心不全の出現に注意が必要です。

　LDLアフェレシスの臨床適応上の問題として、装置の煩雑さや脂質レベルの条件があります。このため、現在ではLDLコレステロール140mg/dL以下の正常コレステロール血症に対するLDLアフェレシス（先進医療B）や、直接灌流で行える吸着デバイスの治験が進められています。LDLアフェレシスはじつに多彩な作用機序を有する治療法です。上述のような取り組みも進んでおり、今後さらに広く用いられる治療法となることが期待されています。

吸着型血液浄化器を使用するLDLアフェレシス

　現行のリポソーバーシステムで行うLDLアフェレシスは、血液からまず血漿を分離し、その血漿を陰性荷電カラムに通すことで、LDLコレステロールなどを吸着して除去するシステムですが、薬物治療で十分改善しない高コレステロール血症を伴うFontaine分類II度以上の患者さんが対象でした。

　しかし、2020年8月に、全血液を陰性荷電カラムに直接灌流するという、簡便な方法の新しい吸着型血液浄化器レオカーナ®の製造承認がおり、2021年3月には保険収載が見込まれています。この治療の対象は血行再建術不適応の潰瘍、つまりno optionのFontaine 分類IV度の患者さんで、コレステロール値の制限はありません。治験において、潰瘍の治癒が非常に難しい透析患者でも良好な結果が得られ、今後さらに広く用いられる治療法となることが期待されます。

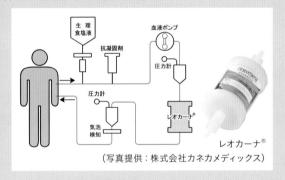

（写真提供：株式会社カネカメディックス）

（大竹剛靖）

参考文献

1) Kobayashi S. Application of LDL-apheresis in nephrology. *Clin Exp Nephrol* 2008; 12: 9-15.
2) Kobayashi S, Moriya H, Maesato K, et al. LDL-apheresis improve peripheral arterial occlusive disease with an implication for anti-inflammatory effects. *J Clin Apher* 2005; 20: 239-243.
3) Nagai K, Harada M, Yokota N, et al. Evaluation of vascular quality of life questionnaire in dialysis patients with peripheral arterial disease treated by low-density lipoprotein apheresis. *Renal Replacement Therapy* 2016; 2: 37.
4) Ohtake T, Mochida Y, Matsumi J, et al. Beneficial effect of endovascular therapy and low-density lipoprotein apheresis combined treatment in hemodialysis patients with critical limb ischemia due to below-knee arterial lesions. *Ther Apher Dial* 2016; 20: 661-667.

(Q.)

LDLアフェレシス治療ができない場合、ほかの治療法はありますか？

Answer

　LDLアフェレシスの効果発現の機序は、単なるLDLコレステロールの低下作用ではありません。そのメカニズムは不明な部分もあるものの、①血液レオロジーの改善（赤血球変形能の改善、フィブリノーゲンや抗凝固因子の除去による）、②内皮機能障害の改善、③血管平滑筋弛緩作用のある一酸化窒素（NO）やブラジキニン産生、④血管内皮細胞拡張因子の増加、⑤単球の接着因子の減少などが関与し、血行が改善するといわれています。

AN69膜の役割

　LDLアフェレシスでは、強力な陰性荷電をもつリポソーバーが血漿中の陽性荷電物質（LDLコレステロール、凝固因子、細胞接着因子、C反応性タンパクなど）を吸着し除去します。ブラジキニン、一酸化窒素などの増加、赤血球変形能の改善が考えられています。一方、AN69膜は陰性荷電をもつ積層型のダイアライザーです。LDLアフェレシスのように陽性荷電物質を吸着するので、PADに対する効果が期待されます。また、アルブミン漏出が少ないので低栄養状態にも有効で、微小循環動態への影響が少なく生体適合性にすぐれます。

ACE阻害薬は必ず中止する

　LDLアフェレシスやAN69膜では、膜の陰性荷電が血液に作用し、ブラジキニン分泌が促進され血中のブラジキニン濃度が上昇します。ブラジキニンには血管拡張作用があります。一方、ACE阻害薬は体内のブラジキニンの分解を抑制します。ACE阻害薬を服用中の患者さんにAN69膜やLDL吸着療法のリポソーバーを使用すると、血液中のブラジキニン濃度の過剰な上昇をきたし、ショックを起こす危険があります。

　下肢救済は、どの治療もそれ1つで完結するものではありません。例えば血行再建に併せてLDL吸着ができない場合にAN69膜を使用するなどのほかに、陰圧閉鎖療法や高気圧酸素療法、マゴットセラピー、再生療法を組み合わせるなど、あらゆる可能性を模索し、治療を組み合わせて最大限の効果を引き出すことが大切です。

（岡　真知子）

足病変の治療と全身管理

7 | 特殊な治療 ②高気圧酸素療法

高気圧酸素（hyperbaric oxygen：HBO）療法は、大気圧より高い気圧環境で高濃度酸素を吸入することで、血液中の酸素量を増加させる治療法です。高気圧酸素療法を、血行再建治療、創傷治療、薬物療法、LDLアフェレシスなどと併用し、重症下肢虚血（CLI）に対する集学的治療の１つとして行うことで、潰瘍治癒率の改善、下肢切断率の改善が期待されます。

高気圧酸素療法のしくみ

　創傷の治癒を図るためには、創傷局所への十分な栄養と酸素の供給が大切です。このために、血流を増加させ栄養や酸素を供給するために血流再建治療が行われます。ただし、血行再建治療が困難で、血流を改善させることができない患者さんもいます。このような患者さんでは、創傷治癒に必要な十分な酸素や栄養を局所に届けることができません。そのため、高血圧酸素療法にて血液中の酸素量を増加させます。

　虚血性難治性潰瘍では、本治療で局所の酸素分圧が改善することにより、創傷治癒率や下肢切断率の改善が報告されています[1, 2]。

● 高気圧酸素療法の実際

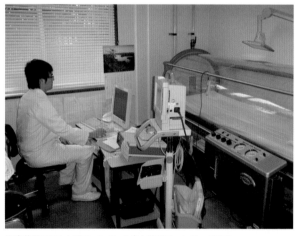

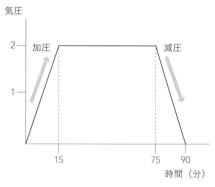

治療時間は60分以上90分以内

治療装置には１人用チャンバーと多人数用チャンバーがある。
１人用高気圧酸素治療装置を用いる場合には、１回の治療時間は加圧開始から減圧終了までトータル90分程度、装置内を100％酸素で２気圧まで加圧して行う。

◉ 高気圧酸素療法の作用機序

- 虚血部位への酸素供給の増加
- 線維芽細胞増生促進
- 殺菌促進
- 血管内皮細胞増殖因子の産生放出促進
- CD34陽性血管内皮前駆細胞の末梢循環への動員

高気圧酸素療法の保険適用疾患と適用期間

　治療対象疾患は脳梗塞や深部感染、一酸化炭素中毒、腸閉塞など複数ありますが、難治性潰瘍を伴う末梢循環障害（糖尿病下肢潰瘍、虚血性末梢動脈疾患）では30回までの治療回数が保険で認められています。

◉ 高気圧酸素療法の適用疾患と治療回数

7回まで	減圧症または空気塞栓
10回まで	急性一酸化炭素中毒 重症軟部組織感染症 急性末梢血管障害 脳梗塞 重症頭部外傷もしくは開頭術後の意識障害・脳浮腫 重症の低酸素脳症 腸閉塞
30回まで	網膜動脈閉塞症 突発性難聴 放射線または抗がん剤治療と併用される悪性腫瘍 難治性潰瘍を伴う末梢循環障害

高気圧酸素療法のポイント

● 治療にかかわるスタッフの専門知識や技術の習得、機器の保守をしっかり行わないと重大な事故をまねく危険があります。

● 合併症として、気圧外傷、酸素中毒、鼓膜外傷/中耳炎などに注意が必要です。また酸素を用いた治療ですから、治療のたびに患者さんの所持品を事前にしっかり確認しておかないと爆発事故につながる危険もあります。

（大竹剛靖）

参考文献

1) Abidia A, Laden G, Kuhan G, et al. The role of hyperbaric oxygen therapy in ischeamic diabetic lower exytemity ulcers: a double-blind randomized controlled trial. *Eur J Vasc Endovasc Surg* 2003; 25: 513-518.

2) Kalani M, Jorneskog G, Naderi N, et al. Hyperbaric oxygen（HBO）therapy in treatment of diabetic foot ulcers. Long-term follow-up. *J Diabetes Complications* 2002; 16: 153-158.

7 | 特殊な治療 ③陰圧閉鎖療法

陰圧閉鎖療法（negative pressure wound therapy：NPWT）は、創部を密閉し陰圧をかけることにより湿潤環境を維持しながら創傷の治癒を促進させる治療法です[1]。日本では2010年に保険収載され、それ以来急速に創傷治療の標準治療として普及しています。

陰圧閉鎖療法のしくみ

　作用機序としては、①創縁を引き寄せることで創収縮を促進する効果、②陰圧による物理的刺激が肉芽形成や血管新生を促進、③炎症物質の除去、④適切な湿潤環境の維持、⑤創部血流の増加などが挙げられます[1]。

● 陰圧閉鎖療法の実際

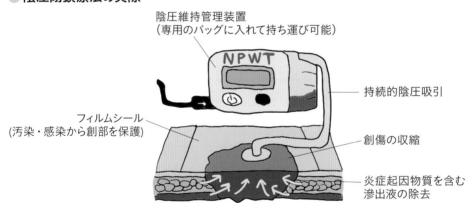

陰圧維持管理装置
（専用のバッグに入れて持ち運び可能）

NPWT

持続的陰圧吸引

フィルムシール
(汚染・感染から創部を保護)

創傷の収縮

炎症起因物質を含む
滲出液の除去

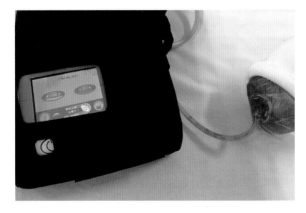

◉ 陰圧閉鎖療法前後の創傷の状態

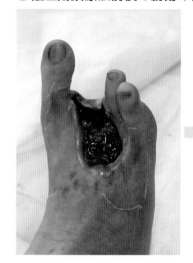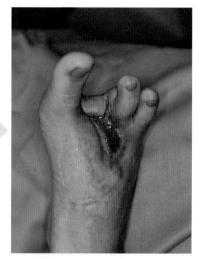

良好な肉芽形成と創傷辺縁からの上皮化促進が認められる。

陰圧閉鎖療法の保険適応疾患と適応期間

　適応を下記に示します。適応は、既存治療に奏功しない、あるいは奏功しないと考えられる難治性創傷で、いずれも開放創に対して適応があります。適応期間は保険上3週間、特に必要とされる場合には4週間までと決められています。

◉ 陰圧閉鎖療法の適応疾患

- 外傷性裂開創（1次閉鎖が不可能なもの）
- 外科手術後離開創・開放創
- 四肢切断後開放創
- デブリードマン後皮膚欠損創

適応は開放創・離開創に限られる

陰圧閉鎖療法のポイント

- 被覆材（発泡フォーム材など）を創面に当て透明フィルムで密閉します。ドレナージ管を透明フィルムに開けた穴を通して被覆材に接続し、持続的に125mmHgまでの陰圧をかけて吸引します（創部の血流が最も増加するとされる圧）。ただし、重症下肢虚血（CLI）の潰瘍では50mmHgなどより低めに圧を調整します。

- 細菌量の減少、感染源となる壊死組織の浸軟除去、創部への血流増加などにより感染創への治療効果も期待されます。ただし、壊死組織の除去や感染制御を十分行ったうえで開始しない場合、創部が密閉され滲出液が排出されなくなった場合には感染創が悪化する可能性があります。本治療を行う場合には、感染が悪化しないかどうか注意しながら経過をみる必要があります。

粘稠性の膿を認める場合には、十分な洗浄、外用抗菌薬を 1 〜 2 週行った後に陰圧閉鎖療法を開始するのがよいとされています。

● CLIに伴う潰瘍壊死部に行う場合には、事前に十分な血行再建治療を行ったうえで行わないと肉芽形成促進が得られず、かえって創傷治癒が遷延してしまう場合もあります。

● 海外では手術部位感染（surgical site infection：SSI）の予防を目的として、術後の縫合創に陰圧閉鎖療法を行う試みもなされ、その有効性が報告されていますが、日本ではいまだ保険収載にはなっていません。

（大竹剛靖）

参考文献

1）Argenta LC, Morykwas ML. Vacuum-assisted closure: a new method for would closure. *Ann Plast Surg* 1997; 38: 563-576.

7 | 特殊な治療 ④マゴットセラピー

マゴットセラピー（maggot debridement therapy：MDT）とは、医療用に消毒処理されたハエの幼虫（マゴット）を用いて創傷の壊死組織を取り除くデブリードマンの方法です。マゴットセラピーは生物学的デブリードマンで、外科的デブリードマンで行われる物理的壊死組織除去と異なり、殺菌効果や肉芽増殖効果も有し、難治性創傷の集学的治療法の1つとして有効な治療法です。

マゴットセラピーのしくみ

　マゴットの分泌物中には多量のタンパク分解酵素（プロテアーゼ）が含まれており、これにより局所での肝細胞増殖因子（hepatocyte growth factor：HGF）産生／分泌が亢進することによって血管新生や健常肉芽組織の形成が促進されます[1]。当院では、他院で下肢切断しかないと判断された症例でも本治療で救肢が可能であった症例を多く経験しています[2]。

◯ マゴットセラピーによる創傷治療経過

| | 初回マゴットセラピー | 2か月後 | 1年後 |

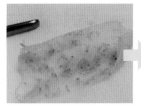 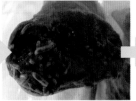 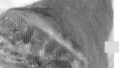 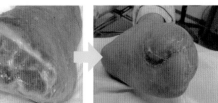

2～3mmの幼若なマゴット。

壊死組織の除去と軽度の肉芽形成が認められた。

数回の治療により良好な肉芽形成と上皮化促進が認められた。

切断しかないと言われた足はマゴットセラピーにより創傷治癒が得られ救肢できた。

**マゴットセラピーは組織再生に
必要な要因を複数兼ね備えている**

◯ マゴットセラピーの作用機序

壊死組織の除去	● タンパク分解酵素を分泌して壊死組織を融解しそれを吸い上げる ● 正常組織は融解されず壊死組織のみ選択的に除去する
殺菌	● 抗菌ペプチドを分泌してMRSAなど薬剤耐性菌も含めて殺菌効果を有する ● 透析患者の難治性潰瘍ではMRSAや緑膿菌などがつきやすく、また血流障害のため、静脈内投与された抗菌薬が局所まで到達しにくい ● このような状態でも感染制御に有利である
肉芽組織増生	● マゴットが分泌したタンパク分解酵素が肝細胞増殖因子（HGF）の産生分泌を促進 ● HGFが局所の血管新生・肉芽形成を促進する

マゴットセラピーの保険適用

　マゴットセラピーは、海外では保険適用とされ40か国以上で広く普及していますが、残念ながら日本での保険収載はありません。このため保険診療と併用した場合には混合診療扱いを受けますので、注意が必要です。

マゴットセラピーを行ううえでのポイント

● マゴットは湿潤した壊死組織のタンパク物質を好んで摂食し成長します。この機序によって壊死組織の除去が行われます。壊死を伴う創傷面を十分湿潤にしたうえで48～72時間マゴットを創面に留置します。透析患者では、透析との関連で48時間の留置を行うことが多いです。行う場合にはマゴットの脱走を防ぐための囲い込み（囲い込み法、バッグ法など）が必要です。また悪臭を放つ場合もありますので、入院で行う場合には個室管理とし換気などに留意する必要があります。

● 1回のマゴットセラピーで十分な改善が得られない場合には2～3回繰り返し行う場合があります。治療は1週間に1回の頻度で行う場合が多いです。

● 太い血管が露出している創や体内深部に交通する創では、穿孔や血管損傷のリスクがあるため避けるべきです。

　マゴットセラピーは、壊死組織除去、殺菌、肉芽形成促進など、創傷治癒に必要な機序を併せもっており、海外と同じく保険適用されることで広く創傷治療に用いられることが期待されます。

（大竹剛靖）

参考文献

1) Honda K, Okamoto K, Mochida Y, et al. A novel mechanism in maggot debridement therapy: protease in excretion/secretion promotes hepatocyte growth factor production. *Am J physiol Cell Physiol* 2011; 301: C1423-C1430.
2) 大竹剛靖，石岡邦啓，守矢英和：透析患者末梢動脈疾患（PAD）の特徴と重症下肢虚血に対する治療．日本下肢救済・足病学会誌 2013；5（3）：139-144.

7 | 特殊な治療 ⑤再生療法

再生療法は、強い障害に対し再生能力が十分でない場合に、高い再生能力を有する幹細胞を投与することで臓器障害を修復再生する治療法です。

再生療法のしくみ

ヒトの身体の中には障害を修復し再生する能力があらかじめ備わっており、その中心に位置するのが幹細胞（stem cell：SC）です。SCは、自己複製能力（self-renewal）をもち、さらに2系統以上の細胞への分化（differentiation）が可能な細胞と定義されます。組織障害は、障害の程度と修復能のバランスによって回復あるいは非可逆的な障害のいずれかに向かいます。

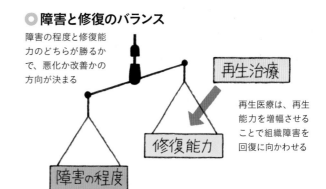

● **障害と修復のバランス**

障害の程度と修復能力のどちらが勝るかで、悪化か改善かの方向が決まる

再生医療は、再生能力を増幅させることで組織障害を回復に向かわせる

再生治療

修復能力

障害の程度

末梢動脈疾患（PAD）に対する再生療法

重症下肢虚血（CLI）に至った患者さんでは、下肢虚血を改善する目的で、カテーテル治療やバイパス治療などの血行再建治療が行われます。しかし、これら血行再建治療は、カテーテル治療やバイパス治療の適応となる血管へのアプローチであって、末梢微小循環系までは直接到達することはできません。ちょうど、狭心症・心筋梗塞患者さんで、カテーテルやバイパスによる冠動脈血行再建治療を行っても心臓の微小循環障害（microvascular dysfunction）までは直接的には改善できないこととよく似ています。このような末梢微小血管障害に対して、再生治療による血管新生治療が期待されます。

血管新生には私たちの体内にすでに存在している造血幹細胞や間葉系幹細胞（骨髄、脂肪組織由来）が用いられて再生治療が進められています。造血幹細胞は骨髄中にあり、すべての成熟した血液細胞に分化する以外に、血管内皮前駆細胞にも分化し血管新生作用を有することがわかってきました[1]。

著者らの施設では、顆粒球コロニー

● **CLIに対する再生治療**

- 自己骨髄由来単核球細胞移植
- 自己骨髄由来培養間葉系幹細胞移植
- 自己末梢血単核球細胞移植
- 自己末梢血CD34陽性細胞移植
- 自己脂肪組織由来間葉系幹細胞移植

足病変の治療と全身管理

刺激因子（G-CSF）を投与して末梢血単核球細胞を増加させ、末梢血中に動員された単核球細胞に含まれるCD34陽性血管内皮前駆細胞を回収・選別して虚血下肢の筋肉内に注射する再生治療を行ってきました。これまで行ってきた透析患者のCLIへのCD34陽性細胞移植治療では、1年切断回避生存率100％、潰瘍治癒率60％、CLIから非CLIへの臨床的改善が83％に認められました[2]。現在、透析患者のCLIに対して、先進医療Bとしてこの治療が行われています。

血管内皮前駆細胞によるCLI合併透析患者の治療の実際

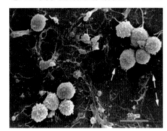
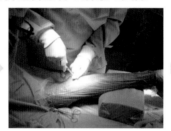
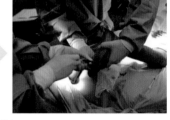

末梢血中CD34陽性細胞を増幅回収。　　　　　　　　　　　虚血肢に筋肉内投与。

| 治療前 | 移植1か月後 | 移植3か月後 |

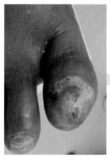
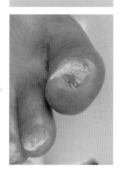

移植後時間経過とともに潰瘍は縮小し治癒へと向かう。

　自己のもつ幹細胞のポテンシャルを生かした拒絶反応の心配のない再生治療が進められています。治療に有効な細胞数をより低侵襲に集め、かつ細胞ポテンシャルをさらに高めるにはどうしたらよいか、保険適用の取得などが今後の課題です。

（大竹剛靖）

参考文献

1) Asahara T, Murohara T, Sullivan A, et al. Isolation of putative progenitor endothelial cells for angiogenesis. *Science* 1997; 275: 964-967.
2) Ohtake T, Mochida Y, Ishioka K, et al. Autologous granulocyte colony-stimulating factor-mobilized peripheral blood CD34 positive cell transplantation for hemodialysis patients with critical limb ischemia: a prospective phase Ⅱ clinical trial. *Stem Cells Transl Med* 2018; 7: 774-782.

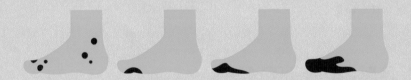

(PART 5)

下肢切断患者のケア

透析患者の下肢切断患者 ケア の全体像

Point 1 下肢切断後は予後不良となりやすい

透析患者の下肢切断例は、多血管病として脳血管障害や虚血性心疾患の併発率が高く、切断後は予後不良とされています。

Point 2 足趾の切断が最も多い

切断は虚血そのもの、または感染を伴って組織が壊死し、壊死部が拡大・コントロールできなくなった場合に考慮します。切断部位は感染・壊死の範囲と、血流の状態から術中に決まりますが、足趾が最も多いとされています[1]。

▶足の解剖・生理→p.13

Point 3 フットケアは患者を支える全人的診療

フットケアの役割は、切断の有無・前後にかかわらず重要です。患者さんに寄り添い、QOLを上げ、その透析治療・生涯を支え続ける全人的診療です。

ケアの合間に交わす会話・触れあいによって信頼関係が構築されると、患者さんの不安感が払拭され（心理的ケア）、視力障害や指先の巧緻障害、腰・膝の疼痛があると行えない自己ケアが可能かどうか、患者さんの病態について全体像を把握する（医学的ケア）ことができます。また、患者さんの足の状況・家族背景、介護者の負担具合から必要な社会資源を評価し提案する（社会的ケア）など、多方面にわたる気づきから細やかに配慮して行うことが求められます。

下肢切断前評価を行う

切断前評価として、片脚起立バランスの維持、上肢機能の評価（義足装着や歩行補助具の使用、椅子からの立ち上がり時の支持に必要）を行います。また、心理的サポート、廃用症候群予防の運動療法・膝や股関節の屈曲拘縮の予防についての患者教育を行います。

至適透析をめざした治療の継続が重要

　必要十分な透析を行うことが担保され、かつ心肺機能を向上させることが体力をつけ、術後の創傷治癒・リハビリテーションの成功につながります[3]。大事なことは、普段から至適透析をめざした治療を継続することであり、それは術前術後管理および末梢動脈疾患（PAD）の予防につながります。

【参考】至適透析のための理想的な目標（値）

①心胸比（CTR）：男性50％以下、女性55％以下
②透析指標（Kt/V）：1.6以上（十分な透析量の確保）
③タンパク異化率（PCR）：1.2以上
④神経伝導速度（NCV）：可能な限り正常範囲内
⑤心エコーにおける機能（透析後）：左房径40mm以下、左室拡張終末期径
　45mm以下、左室駆出率60％以上
⑥適切な（生体適合性の良い）透析膜の選択
⑦適切な透析液の作製
⑧適切な透析条件の選択
⑨貧血の改善（Hb 10g/dL以上、Hct 30％以上）
⑩TP 6.0g/dL以上、Alb 3.0g/dL以上、透析前BUN 80mg/dL以下、透析後
　BUN 35mg/dL以下
⑪エネルギー摂取35kcal/kg/日以上

武井光雄：下肢切断合併例へのリハビリテーション．上月正博編著，腎臓リハビリテーション 第2版，医歯薬出版，東京，2018：483．より引用

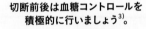

切断前後は血糖コントロールを
積極的に行いましょう[3]。

下肢切断後は継続的なケアが必要

　透析患者は運動耐容能が低下しており、疲労しやすい状態です。身体活動量が低下し、それが筋肉量を低下させるという悪循環の中にあり、切断後はさらに身体の可動性が低下します。根気よくケアしましょう。

●足趾切断の場合

日常生活上のフットケアについてさらなるセルフケア支援が必要です[1]。

●下腿・大腿切断の場合

術直後から等尺性筋力訓練を開始します[1]。関節を動かさずに最大筋力をかける運動（動かさずに力を入れる、押す動作など）です。

● 断端管理：早期に断端浮腫・疼痛を軽減し、断端成熟を促す管理が必要です[1]。
● 非切断側：安静期は筋力保持を、リハビリテーションが始まると健側に荷重負荷がかかるため、機械的な圧迫により足壊疽を生じさせないよう十分なケアが必要です[3]。

Point 7　下肢切断後は全身状態に注意

●ドライウェイト（DW）

切断後、切断肢のぶんDWの下方修正が必要ですが、感染を合併していると正味の体重（除脂肪体重；LBM）が減少しているため、溢水予防にDWをさらに下げることもあります。虚血のため末梢の浮腫が乏しいことが多く参考になりません。弁膜症の有無・心収縮能や血圧・脈拍などバイタルサイン・栄養状態を常に評価しつつ適正DWにもっていくようにしましょう。

●透析の工夫

積層型ダイアライザーAN69膜はその陰性荷電によって有害なサイトカインを吸着し、血清アルブミン維持に有効なことから、PAD患者に使われる例が多くなっています。しかし術後抗凝固剤にフサンを用いる場合は、回路内が凝固しやすくなるため注意しましょう。

▶LDLアフェレシス→p.132
▶AN69膜→p.135

●栄養状態の維持

虚血・炎症に加え低栄養があると創傷治癒が遅れます。低アルブミン血症は浮腫を助長し、抗菌薬の効きが悪くなるため栄養管理は重要です。透析中の栄養補給方法・食事内容の変更などを検討しましょう。貧血の存在は局所の低酸素状態を助長します。ESA製剤・鉄剤その他貧血を予防・改善するためのあらゆる手立てをする必要があります。

切断前後に使用する抗菌薬によって腸管内細菌叢のtranslocationが起き、偽膜性腸炎を起こすことがあります。この場合さらに栄養状態が悪化し致命的になることもあるので、消化器症状に常々留意し適切に対処することが重要です。

移動能力獲得のためのリハビリテーションを継続

移動能力の獲得、体位変換、ポジショニング、トランスファー（移乗動作）のため、切断側・非切断側下肢および両上肢・体幹のリハビリテーションが必要です。透析後は疲労感が強くリハビリテーション実施が困難なため、透析前や透析中（下肢エルゴメーターなど）に実施します。

大事なことは毎日行うことです。上肢のトレーニングでADLが増加し、非切断側の下肢や体幹の筋力を増強すると、自力でトランスファーができるようになります。トランスファーができると活動の場が広がるので、移動能力獲得のためのリハビリテーションを中心に行いましょう[3]。

自宅退院時のポイントは、1人でトイレに行き来できることです。入浴に関しては、デイサービス、デイケア、入浴サービスなどの社会資源の利用[3]を検討しましょう。膝関節、股関節は屈曲拘縮を生じやすいので、体位変換やポジショニングに留意した指導を行いましょう[3]。

○ リハビリテーションのための管理のポイント

①至適透析の担保
②原疾患のコントロール
③心肺機能の再調整
④リスク管理
⑤適切な切断部位の選択（切断前からかかわることができれば）
⑥義足作製適応の有無、シンプルな義足作成、義足への理解、自己脱着可能なこと
⑦切断端の周径差のコントロール
⑧切断側・非切断側下肢および上肢・体幹のリハビリテーション、移動能力の獲得、体位変換、ポジショニング、トランスファー
⑨自己管理教育（原疾患および自主訓練）、日常生活指導
⑩褥瘡予防、切断面の保護
⑪具体的なリハビリテーション

武井光雄：下肢切断合併例へのリハビリテーション．上月正博編著，腎臓リハビリテーション 第2版，医歯薬出版，東京，2018：483．より引用

義足歩行訓練が心肺機能維持、長期的なQOL、ADL維持につながる

義足を使用するかどうかは、術前のADL、歩行状態、全身状態に加えて退院後に予想されるADL、生活スタイル（車椅子主体となるかどうか）などを総合的に判断して決めます。

●義足使用の留意点

下腿切断の場合、義足歩行に伴うエネルギー消費は健常者に比べて16〜33%大きく、血行障

PART
5

下肢切断患者のケア

害性切断者については62％増大[2]、大腿切断の場合、義足歩行に伴うエネルギー消費は健常者に比べて56〜75％大きく、血行障害性切断者については120％増大[2] することから、実際には膝上切断での義足歩行獲得は健常者の切断に比べてかなり困難[3] です。最低限通院のための移動能力と、トイレへの移動能力を担保するためのリハビリテーションが主体となりますが、その際、循環器系合併症の有無に左右されます。

●義足使用時

　安全性、軽量化、装着のしやすさ（自己脱着が可能かどうか）を重視しましょう。透析間の体重増加量・栄養状態・末梢循環の状態により断端部周径が変化しやすいため、義足への理解を求めるとともにストッキングや弾性包帯の使用で周径の変化を最小限にする工夫と指導が必要です[1, 3]。また、毎日使用できるような環境整備を行いましょう。

●義足を用いたリハビリテーション

　廃用症候群を可能な限り防止しましょう。義足ができあがったら早期に義足歩行を開始し、歩行の自立に向けて訓練を行いましょう[1]。義足歩行訓練そのものが心肺機能を維持し、長期的なQOL、ADL維持に必要[3] となります。また、断端に傷をつくりやすく、治りにくくなるため断端部の保護に留意しましょう[3]。

断端部の状態をチェックし、定期的な血流評価を行う

　皮膚損傷をつくっていないか、幻肢痛を含め疼痛がないか、関節の拘縮をきたしていないか、健側での立位バランスは安定しているか、精神的に安定しているかに注意して評価しましょう[1]。創面の血流が十分に保たれないと創傷治癒が遅延します。その場合、時間をかけて創処置をするより新たに中枢側での再切断が必要です。血流評価を定期的に実施し、創を清潔に保ちましょう[3]。

（真栄里恭子）

参考文献

1) 高木英希, 岩田久：整形外科術後のリハビリテーション―骨折・四肢切断など―維持透析患者の周術期管理. 鳥居薬品, 2007：129-133.
2) 陳隆明：透析患者の末梢動脈疾患とフットケア―早期発見と治療戦略―. 医薬ジャーナル社, 東京, 2008：188-197.
3) 武井光雄：下肢切断合併例へのリハビリテーション. 上月正博編著, 腎臓リハビリテーション 第2版, 医歯薬出版, 東京, 2018：482-490.

1 | 下肢切断術後の精神的ケア

透析患者が下肢切断となった場合、二重の喪失体験に苛まれます。切断前から心理的な負担が軽減するような関係を保ちましょう。

下肢切断となった患者の心理状態

　下肢切断は苦悩に満ちる喪失体験です。切断によって日常生活動作（ADL）が低下した後の将来の生活・再発への不安、社会復帰への焦燥感を背景に、思考停止などの思考過程の変調から幻覚（幻聴・幻視など）、錯覚（現実にある対象を誤って記憶する）、離人症（自分の存在や現実感が失われる）、抑うつ気分、感情鈍麻など、精神的に不安定となり、適応に至る過程中、ショック、防衛的退行（否認、希望的観測）、悲嘆、怒り、自認/現実認識、適応/順応、変容/再構成という段階を経て[1] 身体的ハンディキャップを克服し人生に適応する[2] ことになります。透析導入後、将来の希望や時間、仕事、家庭内や社会での役割などの喪失によって生じた「不安・抑うつ（透析拒否の心理）」に、今回は「自分の足の喪失」が加わることになります[3]。

　患者さんは一段と劣等感、コンプレックスとその補償の心理を体験し、失った身体機能や身体部分の喪失に対する悲しみやうらみ、人を責める気持ちなど、さまざまな喪失反応の心理をくりかえし体験しながら生きてゆかねばなりません[2]。介護者・医療者はその心理を理解し、寄り添う必要があります。

　普段からフットケアが行われ、注意点を指導されながらも切断せざるを得なくなった場合と、突然切断を迫られた場合とでは心理的な葛藤具合は違い、実状の受け入れ・自己管理に違いが出てきます。切断前に眠れないほどのひどい疼痛を自覚していた場合、切断によって疼痛から解放され笑顔が戻ることもありますが、生活の質（QOL）の低下（運動困難・疼痛・残肢のPAD・性機能や雇用喪失）[3] をきっかけに、常に上記のような心理状態に陥る可能性があることに注意し、対処しましょう。

切断に際して心理に影響を及ぼす要因[1]

　下肢を切断した患者さんの心理に影響を及ぼす要因は、以下に示すようにさまざまです。多方面の視点から患者さんからの情報を解釈し、患者さんとのかかわりで感じとったことを重ね合わせながらケアをしていくことが重要です。

①生活機能・障害要因

　受傷原因（疾病、外傷、自責、労災）、失われた心身機能・身体構造（切断部位）、活動・参加状況（残された下肢の機能、家庭生活や仕事などの社会参加の状況）

②環境因子

　治療・療養環境（リハビリテーション専門病院、専門病棟などのマンパワーの質と量、自宅から病院までのアクセス、家族や職場、地域などのソーシャルサポートの質と量）、法制度、社会保障、所属集団の価値観や障害者観（偏見やスティグマ）

③個人因子

　年齢、性、自我機能（"〜したい"本能と"〜すべき"規範意識との間で自分がとるべき行動を調整する機能）、学習能力（切断後に起こりうる症状や合併症、リハビリテーションの目的や方法など）、ストレス対処（切断というストレスフルな状況を挑戦と受け止め新たな能力を獲得するよう対処する傾向か、脅威と受け止め逃避的な行動をとる傾向か）、自分の価値観・障害者観、生活史（幼少期から現在に至る人生の中で、過去に遭遇した問題や課題をどのように乗り越えてきたのか）

社会資源の情報提供

　切断前から、十分な情報提供をします。再就職や学習の機会の保障、家族の生活費や通院にかかる費用などの保障が受けられるような援助について、また、個々の患者さんが望む生活とそれを満たすために必要な社会資源について、下記のような情報を提供すると安心感が得られます[1]。

● **下肢切断患者に必要な社会資源**

関連する法律/相談窓口	内容
身体障害者福祉法*（身体障害者手帳の申請：住民登録している市町村に申請）	身体障害者の生活が安定するために制定 該当者に身体障害者手帳が交付され、障害の種類とその等級によっていろいろなサービスが受けられる
福祉事務所（郡・区・市が設置）	身体障害者福祉司やケースワーカーが、身体障害者手帳の交付、施設への入所、装具の給付、身体障害者住宅などの相談や指導を行う
社会保険事務所	健康保険の継続療養や傷病手当金の給付など、障害者年金の手続きを行う
公共職業安定所	職業紹介、職業指導、雇用保険などの窓口や身体障害者の専用窓口が設けられている
理学診療科のある病院 身体障害者福祉センター	義肢装具の作製から義肢装着訓練、日常生活や職業訓練などが受け付けられているが、施設によって異なる

＊身体障害者福祉法（第4条、第15条、第16条が関係）によると、身体障害の範囲を示した別表のうち下肢切断に関するものをあげると、
　4．肢体不自由の項目において、1．一上肢、一下肢または体幹の機能の著しい障害で、永続するもの、3．リスフラン関節以上で欠くもの、
　4．両下肢のすべての指を欠くものとなっている

池田清子：心理・社会的サポート．日本フットケア学会編，フットケア　基礎的知識から専門的技術まで，医学書院，東京，2006：185．より引用

下肢切断の後遺症

術後であっても幻肢痛（失った足がいまだにあるような感覚で、その足が電撃痛・激痛・しびれなどの症状で痛むもの。切断後2か月から10年ほど続く）、断端神経腫（神経の切断部にできるしこり。切断後1か月から2～3年後にできる。安静時痛や圧迫時激痛が生じる）などの疼痛症状があります[2]。

幻肢痛の場合、直接手当することはできないうえ、通常の鎮痛薬の効果が乏しいことが知られています。マッサージなどの理学療法、認知行動療法・催眠療法・リハビリテーションなどで改善することがありますので、積極的に検討しましょう[3]。

（真栄里恭子）

PART
5

下肢切断患者のケア

参考文献

1) 池田清子：心理・社会的サポート．日本フットケア学会編，フットケア　基礎的知識から専門的技術まで，医学書院，東京，2006：183-188．
2) 小此木啓吾：対象喪失 悲しむということ．中央公論新社，東京，1979：32-33．
3) 日高寿美，小林修三：下肢切断患者のサイコネフロロジー．腎と透析 2017；82（2）：238-244．

2 | 下肢切断部の管理

足部壊疽の細菌感染のコントロールがつかず、やむを得ず下肢大切断にふみ切る場合、術後の管理が重要になってきます。切断端は最も感染部に近く、血流も乏しいからです。術後、壊死の進行が止まらず、再手術・緊急手術になることもあります。

下肢切断部の管理の基本

　術後のドレッシング創部保護法には、ガーゼと弾性包帯によるソフトドレッシング法、ギプス包帯を用いたリジッドドレッシング法があります。後者は創治癒が良好になることが多いですが、義肢装具士が作成することが望ましいことと、術後の創部の観察が容易ではないので、当院（湘南鎌倉総合病院形成外科）では前者を用いています。

　患者さんのステロイド内服歴、膠原病の有無、性別、年齢などさまざまな要因が切断端の創傷治癒に関係しますので、個々の患者さんに合わせた適切なドレッシング法を選択すべきです。もちろん、断端の縫合糸やドレーンの選択も変わってきます。

● 術後ドレッシングの一例

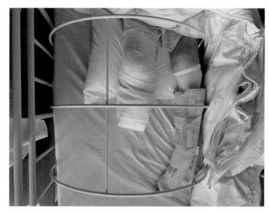

創部はゲンタマイシン硫酸塩（ゲンタシン®）軟膏塗布後にガーゼと伸縮性包帯をゆるめに巻いて保護。屈曲拘縮予防のため、伸展位でギプス包帯（オルソグラス®）と弾性包帯で固定。さらに術後せん妄でベッド柵にぶつけないように離被架を置いています。

おさえておきたい手術法

　当院での下肢大切断術後の切断部の管理方法を中心に解説します。細かい手術手順については割愛しますが、術後の創傷管理にかかわってくる解剖や手術法について記します。

①膝下切断　below knee切断を短縮して「BK切断」と呼ばれる

●切断端の断面図

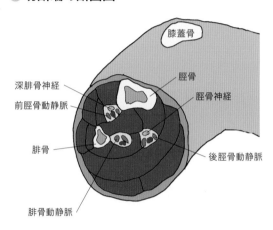

膝蓋骨

深腓骨神経
前脛骨動静脈

腓骨

腓骨動静脈

脛骨
脛骨神経

後脛骨動静脈

●実際の断端

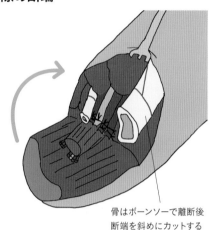

骨はボーンソーで離断後
断端を斜めにカットする

- 脛骨上縁から約10〜15cm末梢で脛骨を切断します。脛骨は皮下直下に存在するので、上図の青線のようなラインで皮膚断端から2〜3cm短くカットし、必ず皮膚に接する断端部は斜めにカットします。
- 腓骨は脛骨よりやや短くするか同等の高さで切断します。
- 太めの血管は1-0絹糸で中枢側は二重に結紮します。膝下切断で後方皮弁を長く残すのは血流を考慮しています。後方皮弁の長さは前方皮弁より10cmほど末梢に作成することが多いですが、筋肉量によっても変わってきます。筋体量が多い人（若い人や男性に多い）では、後方皮弁は比較的長めに作成したほうが無難です。
- 大事な血管や骨は、前方皮弁と後方皮弁の筋肉で包むようにして吸収糸で縫い付けます。
- 次にしっかりとした組織である筋膜を利用して前後の皮弁を縫合します。
- ドレーンは、陰圧をかけられるタイプを骨直下に入れることが多いです。なぜなら、骨断端からの出血が多いからです。当院では15Frのものを使用しています。
- 表皮、真皮、皮下の縫合を強めにすると、断端の血流が障害されるので、必ず皮弁には余裕をもたせるように長さと筋体量を調節します。
- 最後の表皮縫合はステイプラーを使用することもありますが、長期ステロイド内服者や低アルブミン血症の人は皮膚が裂けやすいので、ナイロン糸を使用しています。
- 表皮縫合の際は、前方皮弁より後方皮弁のほうがとる幅が長くなりがちなので、長さを揃えるように縫合します。

下肢切断患者のケア

● **ペンローズドレーンの挿入イメージ**

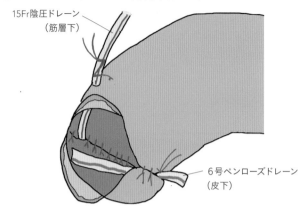

15Fr陰圧ドレーン
（筋層下）

6号ペンローズドレーン
（皮下）

ペンローズドレーンは皮膚直下に挿入している。

②膝上切断　　　above knee切断を短縮してAK切断と呼ばれる

● 通常は、術後の義足装着を考慮して大腿骨下端から10cm程度中枢側で切断します。

● 脛骨の場合と違って、大腿骨の断端は大きな筋肉でしっかりと囲むことができます。

● 切断端の筋膜と皮膚の縫合、ドレーン管理はBKの場合と同様です。

● **切断端の断面図**

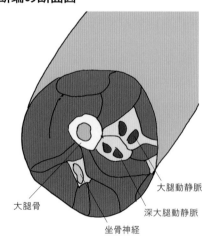

大腿骨

坐骨神経

深大腿動静脈

大腿動静脈

術後のトラブル

①血腫

　術直後、切断端はむくむので、画像の評価が必要です。血腫を疑ったら必ずCTなどで血腫の有無と場所（皮下または筋膜下）を確認してから除去します。

　持続的に出血している場合は、止血して感染徴候がなければ、洗浄後、即再縫合することが望ましいです。

長時間骨が露出している状態は
避けなればいけません。

②感染

　切断端の腫脹、熱感、疼痛の増悪、発赤、排膿、発熱などの所見があれば、創感染を疑います。また術後、数日経過しても検査上、CRP上昇などの炎症反応や白血球が下がらないときも同様に感染を疑います。感染の有無と部位を正しく評価し、必要に応じて傷を開放して洗浄処置に変更します。さらに再手術で骨を短くすることもあります。

術後の断端の当院での管理

　縫合部とドレーン挿入部に抗生剤含有軟膏を塗布します。

　創部はガーゼ保護し、圧迫しないように伸縮性包帯をゆるめに巻きます。ゆるめに巻いた包帯は解けやすいので、粘着性伸縮テープを大きく使ってしっかり固定します。

　術後安静度を保てない可能性のある人は、さらにギプス用綿包帯を巻いてからギプス包帯で固定しています。この方法は屈曲拘縮予防にも用いられることがあります。

　術後は架台を使用して患肢を挙上し、さらに離被架を置いて切断端を保護しています。

ギプス包帯

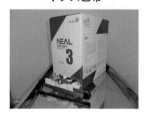

ギプス用綿包帯

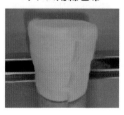

架台

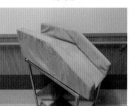

離被架

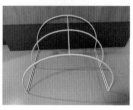

術後の経過が思わしくなかった症例

症例1　31歳　男性

● 他科により膝下切断後、術後5日目に血腫により創部離開しました。
● 膝上切断も考慮されましたが、年齢が若いこともありADLを考慮して、デブリードマンと鼠径部から全層植皮術施行しました。
● 義足挿入部に大きな肥厚性瘢痕を生じましたが、歩行は問題なくできています。

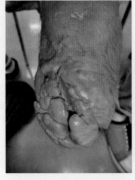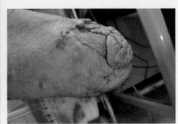

症例2　73歳　男性

● 術後、断端部離開し創培養からMRSAが検出されました。
● バンコマイシンを投与し、創洗浄とゲーベン®クリームを塗布し感染が制御された後に、全層植皮で閉創しました。

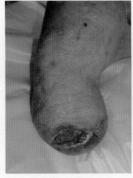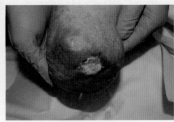

症例3　83歳　男性

● 下腿切断後、数年が経過し、装具のサイズが合わなくなってきて皮下に血腫を形成した一例です。
● 穿刺吸引にて改善しました。

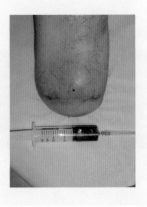

（上田百蔵）

3 | リハビリテーション、装具

下肢切断に対するリハビリテーションは、切断術前は合併症の予防と健側の強化、そして術後からは断端管理を行いながらADLの再獲得を目標とした長期的なプログラムとなります。リハビリテーションの中心である患者さん自身が前向きに取り組めるよう、医療者がチームでかかわる必要があります。

　慢性腎臓病はPADの独立した危険因子と位置づけられており、症候が乏しく進行も早いことから重症下肢虚血（CLI）で発見され、治療抵抗性となることが多い[1]といわれています。特に透析患者におけるPAD罹患率は一般人口に比べて高いことが知られています。下肢切断に対する透析患者の生命予後は非常に不良で、特に下肢切断術後の2年生存率は、非透析患者で79%、透析患者では27%と著明に不良と報告されています[2]。

　しかし、救肢に対する治療技術の進歩によって、切断までの時間が延びている昨今の現状があります。そのため切断までの過程において、フットケアや運動療法を含めた治療戦略が有用であるのはいうまでもありません。ただ、救肢できずに切断となった患者さんにおいても、術後のリハビリテーションの継続によって、その患者さんのADLは装具や福祉機器の活用によって最大限自立が可能となります。

　また、ただ歩くことだけがリハビリテーションの目標ではなく、その患者さんのQOLに目を向けたリハビリテーションが、患者さんの人生を豊かにすると思います。つまり、切断することで患者さんは不自由になるのかもしれませんが、患者さんその人の生きがいは制限されることがないように、リハビリテーションはあるべきだと考えます。

下肢切断までの理学的管理

　歩行は、下肢の複雑な機能の上に成り立つ効率的な移動手段です。足趾、足関節、膝関節、股関節それぞれが歩行をするうえで最適な可動と協調性をもって協働しています。足趾切断、下腿切断、大腿切断を行うということは、この効率的なシステムを活かすことが困難となります。そのため、下肢切断術後の患者さんに必要な身体機能として、切断する下肢の残存機能（関節可動性、筋力など）、切断する下肢の反対側の下肢機能（筋力、筋持久力、関節可動性など）、上肢機能（下肢の代替となるための筋力、装具の操作のための巧緻性など）、そしてこれら下肢機能を存分に発揮できるような心肺機能が挙げられます。

　切断術前までに上記の身体機能が術後有効に用いることができるよう、リハビリテーションプログラムを立案することが大切です。

下肢切断後のADL

　下肢の切断部位によって術後のADLに大きく影響することがわかっています。星野ら[3]によると退院までの平均期間は、足趾6.4±4.8週間・踵温存11.5±5.8週間・膝下14.0±5.5週間・膝上12.6±8.2週間（p＜0.001）であり、足趾切断は他の3群に比べ有意に短期間で退院可能であったとしています。また、辻らによると、歩行機能維持率（切断後歩行可能／切断前歩行可能）は足趾で98％、中足骨で86％であり、切断後も歩行機能は比較的維持されていましたが、それ以上の切断になると踵部で50％、下腿で30％、大腿で0％となり、踵部での切断後の歩行維持率は趾切断、中足骨と比較し有意に低下していたと報告しています。

　これらのことから、切断部位を極力少なくできるような、フットケアと救肢が大切であることはいうまでもありませんが、切断後にどのような生活になるのかを患者さんとともに想定し、切断後のスムーズなリハビリテーションの開始につなげる準備が大切です。

● 切断レベルと歩行機能

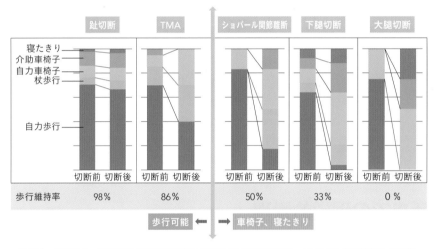

辻依子, 寺師浩人, 田原真也：重症下肢虚血患者における下肢切断レベルによる歩行機能への影響.
日本形成外科学会誌 2010；30 (12)：672. より改変して転載

下肢切断の種類別リハビリテーション

①足部切断

　足部切断には足趾切断、中足骨切断、足根骨切断など多様な切断レベルがあります。

　中足骨切断やリスフラン関節離断は、足底の皮膚にて皮弁で被覆するので、足部（足底）の状態が重要です。植皮は機械的刺激に弱く、義足や靴によって傷害されてしまいます。ショパール関節離断は断端面積が大きいため、尖足変形を生じやすいといわれています。

　足部の切断後は、足関節の可動域を確保し、前足部の創部への負担を軽減できるようにリハビリテーションを行います。踵が温存されているため、歩行機能が再獲得される可能性が高いとい

われています。前足部に負担がかからないように、切断
した足趾の機能を補完するためや、残存した断端部など
に負担がかからないように専用の靴を作成し対応します。

②下腿切断

下肢切断のなかで最も数が多く、適切なリハビリテー
ションにて歩行可能になることが多い切断です。下肢義
足を処方することが必要なため、義足の接続に必要なソ
ケットの着脱の阻害とならないように切断した断端部を
ライナーや断端包帯を利用して、断端周径が近位よりも
遠位が細くなるように断端形成を行います。

また、膝関節が屈曲拘縮を予防するよう関節可動域訓練を行います。断端管理や、装具の着脱
など患者本人がその目的を理解できるよう指導が重要です。義足の長さや、アライメントの調整
を義肢装具士と協働し、患者さんそれぞれの生活に合わせた義足の調整を行っていきます。

装具の種類としては断端トラブルの軽減や、懸垂性等から選ばれるライナー式ソケットや、断
端部の周径変化に対応できるPTB式ソケットなどが一般的に使用されます。

③大腿切断

下腿切断と違い、膝関節を失っているため歩行可能となる症例が少ないのが現状です。歩行獲
得のためには、患者さんの身体機能、併存疾患の有無（心疾患、脳疾患など）、そして本人の意
欲と協力が必要になります。大腿義足の適応となる患者さんの場合は、下腿切断と同じく断端形
成と残存した股関節の可動域の確保が必要となります。

また、下腿切断と異なり膝関節を失っているので、装具の処方には専門的な知識とリハビリ
テーションが必要となります。

透析患者の下肢切断に対するリハビリテーション

透析患者の下肢切断に対するリハビリテーションは、透析に至った基礎疾患による影響や合併
する心疾患や脳疾患により難渋することがあります。安定した透析が行われないと体液量が増減
するため、断端部の浮腫が出現したりと、断端部のコンディションが透析によって左右されるこ
とも経験します。

リハビリテーションプログラムにおいても、腎不全は筋量と筋力の低下に影響を与えることが
知られており、レジスタンストレーニングの効果が発揮されづらく動作の獲得までに時間がかか
る印象です。そのため、最適な透析方法や服薬管理、栄養管理といったさまざまな方面からのア
プローチが必要不可欠となり、チームとして下肢切断にかかわる必要があります。

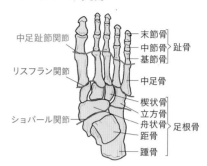

中足趾節関節、リスフラン関節、ショパール関節

中足趾節関節
リスフラン関節
ショパール関節

末節骨
中節骨 ⟩趾骨
基節骨
中足骨
楔状骨
立方骨
舟状骨 ⟩足根骨
距骨
踵骨

チームで行う国際生活機能分類（ICF）を用いた患者の理解

　国際生活機能分類（International Classification of Functioning Disability and Health：ICF）とは、生活機能と障害の分類であり、人間の健康生活にかかわるすべてを対象としています。リハビリテーション職種のみならず健康に関連するさまざまな職種の共通言語となるべく、2001年にWHOが採択し加盟国に勧告を行いました。

　ICFが扱う範囲は健康のすべての側面と「より良く生きる」といった健康に関連する要素です。健康状態に対して、心身機能、活動、参加、環境因子、個人因子といった要素が互いに影響を及ぼしていると解釈しています。

● 国際生活機能分類（ICF）

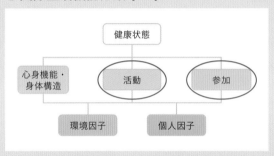

　下肢切断に至った患者さんの健康状態をこのICFに当てはめて検討することで、多職種が同じ目標に向けてアプローチする一助になります。

健康状態　合併症の有無や、透析条件、栄養状態、服薬状況など
心身機能・構造　切断部位や残存する身体機能、心肺機能などの状況
活動　ADLやIADL
参加　仕事や本人が希望する余暇も含めた社会参加
環境因子　自宅状況（階段の有無、傾斜、立地など）、就労先の状況、経済状況、社会保障の状況など
個人因子　本人の価値観や習慣、ライフスタイルなど

　このようにICFを用いることで、患者さんにとって重要なQOLとは何なのかを具体的にしていくことが可能です。歩行できることだけがリハビリテーションの目標ではなく、切断後の人生に何らかの価値を見いだすために、その人それぞれの個別性に目を向けて真摯に向き合っていくことがリハビリテーションといえます。

（西村彰紀）

引用文献

1) 日本透析医学会：血液透析患者における心血管合併症の評価と治療に関するガイドライン．日本透析医学会雑誌 2011；44（5）：337-425．
2) Dossa CD, Shepard AD, Amos AM, et al. Results of lower extremity in patients with end-stage renal disease. *J Vasc Surg* 1994; 20: 14-19.
3) 星野純一，原茂子，高市憲明：閉塞性動脈硬化症（ASO）への治療法と四肢機能．日本透析医学会雑誌 2008；41（1）：50-53．

4 | 終末期のケア

フットケアの意義は、足を救うこと、つまり救肢であり、具体的には足潰瘍に対する予防と治療が中心になります。救肢は生活の質（QOL）の低下予防のみならず、生命予後の改善にも寄与する可能性があります。そのため、足潰瘍を発症させないための予防的フットケアが重要になります。

下肢切断に至った透析患者の終末期の状態

　下肢切断に至った透析患者は、糖尿病やカルシウム・リンのコントロール不良・高血圧により、動脈硬化・末梢循環障害のリスクが高いといった状況にあります。透析治療下での体外循環・除水により、急激な血圧下降や循環不全による疼痛など、患者さんにとって苦痛な場面が多く見受けられます。

　平常時と比して、処方どおりの透析時間がこなせない・予定量の除水ができない・痛みに対し鎮痛薬や鎮静薬の使用下でないと透析治療ができないなどの状況により、明らかな透析不足や除水不足は避けられません。尿毒症状や心不全の懸念がスタッフだけでなく、患者さんやその家族にまで及ぶ状況となり、終末期の定義[2]である「不可逆的かつ進行性の病状で、可能な限りの治療によっても病状の好転や進行の阻止が期待できず、近い将来の死が不可避な状態」となってきます。

透析見合わせの判断とその後のケア

　透析生活が長いほど、透析さえ受けていれば命をつなげられると信じている患者さんは少なくありません。しかし、透析を開始しても状態により短時間で終了せざるを得ない状況に至ったとき、私たち透析スタッフはこれが最善なのか、透析自体が患者さんには苦痛なのではと悩み、患者さん自身の不安も強くなってきます。

　そこで考えるのが、このまま透析治療を続けるか否かという問題です。

　透析の見合わせは、その数日後〜数週間で死亡することが明白であるため、日本透析医学会の「維持血液透析の開始と継続に関する意思決定プロセスについての提言」[3]に準じた真摯な対応が求められます。透析の見合わせを検討する状態に、透析を安全に行うことが困難なケースや、患者さんの全身状態がきわめて不良で、かつ本人や家族が透析見合わせの意思を明示している、または、家族が患者さんの意思を推定できる場合が挙げられています。

　提言の中の「維持血液透析見合わせ後のケア計画」には"医療チームは、透析を見合わせた患者さんの意思を尊重したケア計画を策定し、効果的な緩和ケアを提供する"とあります[3]。終末期のケアにあたる医療者は、人生の最終段階における医療・ケアについて、本人や家族が医療・ケアチームと繰り返し話し合う取り組みであるアドバンス・ケア・プランニング（ACP）[4]を行い、患者さん・家族の苦痛を緩和するため、「傾聴できる忍耐・共感する感受性・苦しみを受け

止められる包容力・関わりきろうとする意志・慰めや希望を提供できる能力」を身につける必要があります。

アドバンス・ケア・プランニング（ACP）

　医療ケア計画事前検討プロセス。医療側が本人・家族との話し合いを通して本人の人生や価値観についてよく理解し、それにふさわしいあり方を一緒に考えるプロセスです。

終末期患者・家族とのかかわり

　十分なACPを経て透析見合わせを希望した場合、数日で命を終えることが確実な状況となります。終末期の心理状態は「否認」「怒り」「取引」「抑うつ」「受容」という5段階のプロセスをたどるといわれていますが、感情は大きく揺れ動いています。私たち看護師はその患者さんが自ら望む終末期を生きるための意思決定を支えるべく、患者さんの病状に気を配り、起こりうる事態を予測しながら共感的に寄り添うことが大切です。

　透析患者の終末期を考えたとき、その大切な数日間を患者本人・家族・友人含め、すべての関係者が少しでも悔いを残さない時間とするため私たちはどのようなかかわりをすべきか？　自分自身だったら・家族だったら・大切な人だったらどうしてほしいか？

　終末期のかかわりにおいて正解はありません。かかわった医療者もその対応が最善であったか自問自答することでしょう。人は千差万別であり100%合致する個性はないのです。

　だからこそ、日々のコミュニケーションからその本人の意思を汲み取り、思いに寄り添う姿勢が、いずれ訪れる終末期を後悔のない時間へ導く橋渡しの一助となるのではないかと感じます。

（山下昭二）

引用文献

1) 藤井秀毅：高リン血症がひき起こす症状・疾患②下肢末梢動脈疾患で足が壊死する．透析ケア 2020；26（6）：16-17．
2) 日本老年医学会：「高齢者の終末期の医療およびケア」に関する日本老年医学会の「立場表明」2012
https://www.jpn-geriat-soc.or.jp/proposal/pdf/jgs-tachiba2012.pdf（2020.11.01アクセス）
3) 日本透析医学会血液透析療法ガイドライン作成ワーキンググループ，透析非導入と継続中止を検討するサブグループ：維持血液透析の開始と継続に関する意思決定プロセスについての提言．日本透析医学会雑誌 2014；47（5）：269-285．
4) 西智弘：緩和ケア．エキスパートナース 2020；36（4）：84．

参考文献

5) 厚生労働省：人生の最終段階における医療・ケアの決定プロセスに関するガイドライン
https://www.mhlw.go.jp/file/06-Seisakujouhou-10800000-Iseikyoku/0000197721.pdf（2020.11.01アクセス）
6) 大平整爾：透析療法における終末期医療・ケアと望ましい死ー豊かな生の総仕上げを目指してー．日本透析医学会雑誌 2015；48（10）：569-575．
7) 岡田一義：IVがん患者のサポーティヴケア11透析の見合わせ．臨床透析6月増刊号 2019；35（7）：280-284．

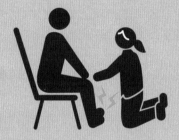

PART 6

こんなときどうする？

症例から学ぶ
フットケアの
実際

Case1

高齢透析患者の重症下肢虚血による壊疽性潰瘍の看護

<概要>

　認知症のある高齢の透析患者の潰瘍管理を透析室看護師が中心となってケアを行い、大切断を回避することができた一例です。重症下肢虚血（CLI）にて靴擦れ程度の小さな傷から急速に拡大し、第2、3趾まで潰瘍化が進行しました。経過の中では一時、感染や敗血症により入院となることもありましたが、透析室での継続的な介入により潰瘍は閉創、治癒するという結果となりました。

患者背景

87歳　女性

透析歴	11年
原疾患	糖尿病腎症
既往歴	2型糖尿病、末梢動脈疾患（PAD）、心房細動、高血圧、アルツハイマー型認知症

　ケアマンションに入所中で、ヘルパーの送迎で当院の維持透析に通院していました。透析日以外の日は、施設の看護師が潰瘍のケアを施行しました。

　長女が下肢切断を強く拒否されていたため、切断を回避するため潰瘍処置を継続して行うこととなりました。潰瘍による疼痛の訴えはなく、アルツハイマー型認知症がありますが、とても穏やかなお人柄でした。

経過と支援のポイント

経過①

201X年3月、右第2趾に靴擦れによる表皮剥離から関節包に至る潰瘍が形成しました。

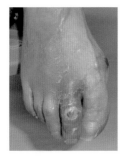

外用薬剤はスルファジアジン銀を使用しました。

> ○ **支援のポイント**
> ● 下肢血流の評価
> ● 専門領域へのコンサルテーションの検討
> ● 感染予防管理

同年6月、腱、関節包へ潰瘍から壊疽へ拡大、感染徴候もあり、足趾切断術を検討しました。

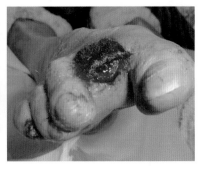

右 第 2 趾MTP関節、切断術施行、切断断端面は開放創とし、アルギン酸塩にて止血処置を施行しました。

○ **支援のポイント**

透析日以外の処置について、入所施設の看護師と連携し管理できるよう電話や連絡ノートなどを活用し、情報交換を行いながら連携した潰瘍管理を行いました。

● 他科受診の日程調整　　　● 施設での食事摂取状況
● 薬剤使用方法　　　　　　● 施設でのバイタルサイン

透析患者に起こるCLIは進行も早く、
重篤になることも珍しくありません。
本人や家族への病状説明やインフォームド・
コンセントは病状が進行する前から検討して
おきましょう。

同年7月、切断断端部より黒色壊疽へ進行し、CRP上昇、39℃台の発熱、意識レベル低下がみられ敗血症のため入院となりました。

治療方針については、フットチーム★により検討を重ねました。

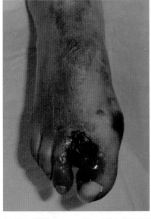

CLIの治療は単科ではできません。
各専門領域による集学的治療
が望ましいです。

★フットチーム
当施設では集学的治療を行ううえで、専門領域の医師と看護師、栄養士、リハビリテーション、臨床工学技士、薬剤師、装具士といったコメディカルにより編成されたチーム医療を展開しています。

肺炎も併発し、一進一退を繰り返しました。

このケースの血管内治療の適応は？

　このケースでのフットチームの方針は、敗血症、肺炎治療を最優先として、状態をみながら末梢血管治療（EVT）を行い、血流改善後に早期の段階で中足骨からの切断を検討します。

◯ 問題点
- 認知症により自己での決定や病状把握ができない。
- 高齢による血管内治療時の急変が十分に考えらえる。
- 家族が遠方のため急変時の来院が難しい。
- 下肢切断を家族が反対している。

　認知症、両膝関節での拘縮があり、車椅子移乗は可能な状態でしたが、EVTを実施するか、実施できるかなど問題点について検討を重ねました。

◯ 方針
EVT治療を行う方針としました。その理由として、
- EVT治療をしない選択をしてもCLIの進行による壊疽の拡大、感染リスクから今後もクリティカルな状態は変わらないと判断
- 膝拘縮があるため膝下の治療は不可能であるが、膝上まで治療することで膝下血行が改善する可能性

家族と相談しEVT治療を提案、家族も納得する形で治療を進めることにしました。

経過 ④

　同年8月、敗血症を改善させ両膝上までEVTを施行しました。心配していた急変もなく退院することができました。

　家族から切断治療は反対されていたことから、保存的な潰瘍管理を行うことになりました。

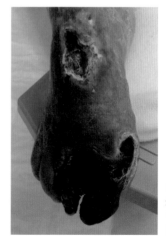

クリティカルな状態が続いたこともあり、壊疽部は拡大しました。

感染徴候は消失し、EVT後より膝下での側副血行路の開存を認め、壊疽が限局化しました。

再び、通院による維持透析となり、透析室と施設との連携による潰瘍管理の実施がはじまりました。

○ **支援のポイント**

感染予防と感染徴候の早期発見を目標とした看護プランを検討しました。

潰瘍処置を行うために、施行する看護師の統一した手技や
観察ポイントなど差異がないようスタッフ教育も重要です。
処置方法について詳しく解説していきます。

①足浴と洗浄

潰瘍処置は、毎透析後に実施することにしました。車椅子に移乗し足浴と洗浄を行います。洗浄には、泡状洗浄剤を使用し、汚染物質や薬剤残留を除去し、潰瘍部の観察を十分に行いました。不織布を利用し、愛護的にていねいに洗浄を行います。

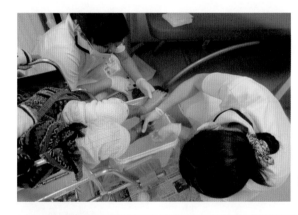

車椅子に移乗して足浴
と洗浄を実施しました。

○ **観察のポイント**
- 滲出液の色、臭気
- 出血の有無
- 潰瘍部の拡大の有無
- 足全体の皮膚観察（乾燥、色調、発赤、腫脹、熱感、冷感、虚血変化の有無）

②外用薬

外用薬は、形成外科の指示軟膏処置を行いました。

潰瘍部を保存的に管理することを目的に、亜鉛華軟膏・白糖・ポピドンヨード配合軟膏を使用しました。滲出液をコントロールしドライな状態で維持できるよう選択しました。

③ドレッシング材

　ドレッシング材は、ガーゼを使用し、尿取りパットや生理用ナプキンといった衛生材料も活用し、滲出液のカバーコントロールを行いました。施設での潰瘍管理を行ううえで、比較的安価で準備しやすい材料であることも選択材料となりました。

④施設との連携

　非透析日は施設の看護師にて処置を施行してもらうため、処置方法は主に連絡ノートを使用し、情報の共有を行いました。必要時は電話にて施設の看護師に連絡をとり、情報提供や処置の依頼を行い、また施設での患者さんの様子の情報収集を行いました。

経過 ⑤

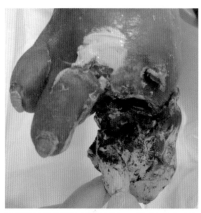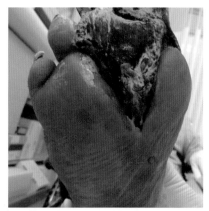

足底部は壊疽部分が限局化し、境界から上皮化が進んでいます。

前足部第Ⅰ趾、2趾MTP関節からも境界から上皮化が進んできています。

経過 ⑥

黒色化した壊疽部分が自然脱落というかたちでアンプテーションされました。
開放創での潰瘍管理へ変更となりましたが、処置方法の変更はありませんでした。

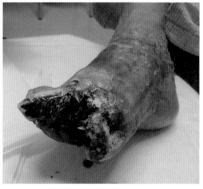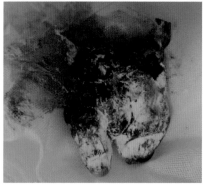

一時的に出血がみられましたが、緊急的に形成外科での処置対応により、不完全に遊離していた第Ⅰ趾、第2趾を切除しています。

完全閉創した状態です。潰瘍を発症し、1年8か月の治療経過となりました。

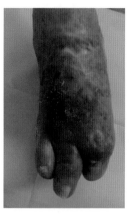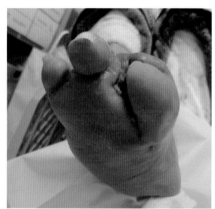

Case1 のまとめ

　高齢の透析患者では、PADだけでなく、心血管疾患・脳血管障害を合併しやすいことが知られています。糖尿病、腎不全、加齢はPADのリスク因子であり、高齢者のフットケアの需要がますます高まっています。

　今回のケースは、入所している施設から透析に通院しており、透析室だけでなく、施設の看護師の介入を得ることができました。また、院内ではフットチームによる集学的な医療により多方面からの治療のアプローチも、潰瘍部の治癒という結果を得た大きな要因の1つです。そのなかで透析室看護師がチームの重要なキーとなり、各科をつなぐコーディネーターの役割を担っていることはいうまでもありません。このような集学的な医療が整った施設ばかりではなく、どうしたらいいのか、日々難渋し、ケアを行っている看護師の方たちもいらっしゃることと思います。まずは、連携病院との強固な関係形成を築くことが重要です。連携病院と連携カンファレンスや勉強会などを通して、紹介状だけのお知り合いから顔の見える連携ができるような取り組みなど、こうしたつなぐ医療も看護師の大きな役割の1つだと考えます。

（五十嵐愛子）

参考文献

日本フットケア学会編：フットケアと足病変治療ガイドブック 第3版. 医学書院，東京，2017.

PART
6

症例から学ぶフットケアの実際

Case2

下肢閉塞性動脈硬化症における潰瘍管理のセルフケア支援

＜概要＞

　家族による潰瘍管理により自宅でも継続して介入することができ、潰瘍を治癒傾向となる経過を得ることができた一例です。家族が治療にかかわるキーパーソンとなり、積極的な参加を得られたことで、フットチームの一員として潰瘍管理にかかわることができました。

患者背景

72歳　女性

透析歴	25年
原疾患	IgA腎症
既往歴	大動脈弁狭窄症（大動脈弁置換、冠動脈バイパス術）、両下肢閉塞性動脈硬化症（左第1、2趾切断　右足中足骨横切断）、左大腿－足底動脈バイパス（断端部形成、膿瘍、足趾壊疽3年間に7回入院歴あり）、狭心症、高血圧（糖尿病、喫煙歴なし）
経過	上記疾患にて当院での入退院を繰り返していた。下肢閉塞性動脈硬化症にて潰瘍形成し入院、当院での潰瘍管理を含めた維持透析を希望し、201X年より当院に転院となった。
ADL	車椅子で、少しの歩行は可能だが、潰瘍処置を自身で行うことは困難。
環境	夫と2人暮らしで、近くに家族（長女）が住んでおり、キーパーソンはこの家族。社会的資源の活用としては訪問看護の介入があり、非透析日にも潰瘍の処置が継続して行える。

経過と支援のポイント

経過①

　201X年、右踵部に暗赤色の皮膚色調変化から、わずか3日目には貨幣状に黒色壊疽を呈する潰瘍形成を発症しました。
　外科での定期的受診が継続されており、透析室でのフットケアも透析日ごとに実施していましたが、進行が早く、週を挟んだ透析から中2日目には、壊疽を呈するまで重症化していました。

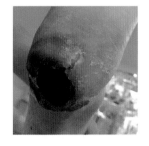

ただちに血管内治療が必要であり、腎臓内科より外科、循環器科へ相談するかたちで、3科での緊急カンファレンスを実施しました。

即日入院により緊急的に末梢血管治療（EVT）の方針となりました。

下肢血流の評価

皮膚灌流圧（SPP）は右足底67mmHg、右足背81mmHg。

下肢エコーにて右後脛骨動脈の閉塞が発見され、EVTを2回施行、左大腿〜足底動脈のバイパス内のEVTを施行しました。さらに高気圧酸素療法を13回、LDLアフェレシスを10回（週1回）施行しました。

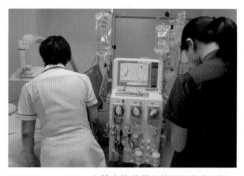

LDLアフェレシス。血漿交換装置を使用し治療を行いました。

▶LDLアフェレシス→p.132／EVT→p.110

経過②

治療後、SPPは右足底76mmHg、右足背83mmHgまで改善がみられました。

> ○ **ケアのポイント**
> ● 潰瘍管理の方法と手順教育（CASE 1参照）
> ● 感染予防、異常の早期発見
> ● ADLの保持
> ● 心のケア
> 　以上4つを看護目標としてプランを立案して展開しました。

ここでは、患者さん自身や家族による自宅での潰瘍管理、手技の教育方法を中心に解説していきます。

経過③

洗浄と外用処置、観察を透析日ごとに行いました。

薬剤はスルファジアジン銀を使用しました。疼痛が強く処置による増悪がみられたため、綿状創傷被覆・保護剤★によるドレッシング材を使用し、処置による疼痛軽減が図れるよう検討しました。

★綿状創傷被覆・保護剤
脱脂綿の両側にポリエチレンネットを貼り合わせることで構成されており、そのため創傷創面の固着を予防することができ、ガーゼよりも吸収が強いのが特徴です。

経過④

血流改善を確認し、黒色壊疽部分に対し部分的にデブリードマンを行いました。

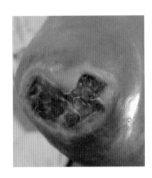

潰瘍の辺縁から上皮化が進み、肉芽の状態も良好な色調であることがわかります。

　壊死組織が残存し、肉芽増殖が弱く、壊死組織により創面が覆われてしまうため、壊死組織除去剤（商品名：ブロメライン軟膏）を選択しました。比較的滲出液も多いことから、抗菌性創傷被覆・保護剤としてカルボキシメチルセルロースナトリウム銀不織布（商品名：アクアセル®Ag・Extra）を使用し、滲出液コントロールを行いました。

経過⑤

　良質な肉芽形成が増殖傾向となってきた時期では、アルプロタジルアルファデクス（商品名：プロスタンディン軟膏）やトラフェルミン（商品名：フィブラストスプレー）に変更しました。滲出液が徐々に減ってきた段階で、カルボキシメチルセルロースナトリウム銀不織布を中止し、綿状創傷被覆・保護剤の使用のみに変更しました。

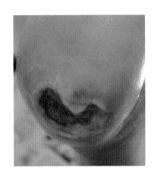

さらに上皮化が進んだ状態です。

> ◯ **患者支援・教育のポイント**
> ● 履き物の工夫

　日常では足を床や地面に着かないと立位や歩行はできません。特に踵を着かずに歩くことは困難です。足部の潰瘍形成時において、履き物（フットウェア）による除圧または免荷と創傷管理が重要であり、医療用の除圧サンダルや加工したプラスタゾートといわれる中敷きなどの使用が推奨されています。そのほか医療用フェルトを直接皮膚に貼るなどして除圧を行う方法もあります。

　このケースでは、中足骨横切断されており、前足部が半分であるため、踵の潰瘍の免荷は困難でした。そのなかでも、ADLを低下させないために、踵に体重がかからないような履き物を工夫する必要がありました。

　また、フットウェア外来では、義肢装具士にて切断部の保護や潰瘍の悪化、新たな潰瘍の発症予防のため、患者さんの足に合った靴型装具を製作しました。

▶靴の選び方→p.90

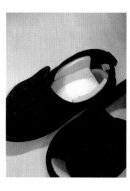

着脱が難しくなく、
潰瘍の免荷が少し
でも図れるよう、
患者さんの履き物
に医療用のフェル
トを貼付し免荷を
図りました。

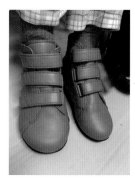

患者さんより靴の色の
希望があり、オレンジ
色の靴を製作しました。

足を守るためだけでなく、
治療意欲を向上する靴となりました。

自宅での潰瘍管理～患者と家族への支援

　自宅での体調変化の観察を含め、潰瘍部の管理といった療養上の世話は（長女）がキーパーソンとなりました。透析室での状態や、薬剤の変化、処置方法の変更など口頭で伝えるだけでなく、「処置カード」を作成し、視覚的な情報による教育を実施しました。

処置カード①

いつもご家庭での処置、ありがとうございます！

・潰瘍の周りがふやけています。ゲーベンクリームは傷をふやかす効果があるので、その影響が考えられます。多めには塗らず、潰瘍の部分のみに塗ってください。

・軟膏と保護剤の変更はありません。引き続き処置をお願いいたします。

☆ご不明なことがありましたら、スタッフまでお声がけください。

20XX年X月X日　湘南鎌倉総合病院　血液浄化センター

処置カードは、潰瘍部の変化により
変更する薬剤に対応するため、カー
ド内容を変更したものを適宜作成・
更新しました。

処置カード②

いつもご家庭での処置、ありがとうございます！

・本日Dr.○○の診察がありました。軟膏が変更になりましたのでお知らせします。

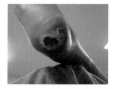

・透析室ではブロメラインという軟膏を使用することになりました。潰瘍の部分を溶かす作用がある軟膏です。周囲の皮膚も同様に溶かしてしまう軟膏なので、ご自宅では引き続きゲーベンクリームでの処置をしてください、との指示です。
よろしくお願いします。

☆ご不明なことがありましたら、スタッフまでお声がけください。

20XX年X月X日　湘南鎌倉総合病院　血液浄化センター

家族との信頼関係の構築

　透析への送迎を家族が行っているため、透析のたびにコミュニケーションがとりやすい環境にありました。処置に関することだけでなく、家庭での心配事などを話すこともあり、透析室看護師との信頼関係が構築できていました。

　時には、潰瘍の変化にともに一喜一憂したことも、相互関係の構築につながったと考えています。

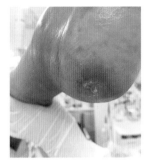

さらに改善した潰瘍。

Case2 のまとめ

　透析看護において、患者さんごとに、症状、疾患や治療の苦痛と生活への影響を詳しく聞いて理解し、この理解に基づいて共感的な治療関係をつくり、患者さんを支えること[1] が大切です。本症例での、繰り返す重症下肢虚血（CLI）による潰瘍形成の治療において、患者さんや家族の精神的負担は大変大きな問題でした。潰瘍管理といったフットケアを通し、こうした患者さんや家族の心に寄り添うことが、共感的な関係を築き、支えるという看護が実践できたと考えます。

　また、フットケアの概念は、足病変の予防や改善を促したり、全身状態や生活を把握する目的で、看護師や周囲の人が連携し、足に直接触れたり、患者さんを思いやりながらセルフケアの支援、足やケアの情報交換を行う、個別性のある行為である[2] といわれています。フットケアを通し、タッチングの看護が重要な効果があることを示す症例となりました。

（五十嵐愛子）

引用文献

1）堀川直史：透析を受ける患者の心理とその特徴．臨床透析 2008；24 (10)：1363-1368.
2）濵谷雅子：看護師による「フットケア」の概念的特徴．日本保険科学学会誌 2019；22 (1)：44-52.

参考文献

3）日本フットケア学会編：フットケア基礎知識から専門技術まで 第2版．医学書院，東京，2012.
4）日本フットケア学会編：フットケアと足病変治療ガイドブック 第3版．医学書院，東京，2017.

コレステロール塞栓症の看護

＜概要＞

　コレステロール塞栓症（cholesterol crystal embolism：CCE）は、針状コレステリン結晶やフィブリン微小血栓が飛散し全身の末梢動脈を閉塞することで生じる疾患です。1945年にFloryらにより発表されました。本事例では、右腸骨動脈の血管内治療を施行後にCCEを発症した症例に対し、ステロイド療法とLDLアフェレシスの併用が著効した症例から、CCE看護についてプロセスレコードを用いご紹介します。

患者背景

78歳　女性	
原疾患	原疾患不明の慢性腎不全　透析歴19年
現病歴	高血圧、変形性膝関節症 下肢閉塞性動脈化症は20XX年より治療開始
既往歴	脳梗塞

経過と支援のポイント

　CCE発症の契機は、右腸骨動脈の病変に対する末梢血管治療（EVT）の施行によるものでした。EVT治療を行った施設にて壊疽足趾の切断診断を受け、セカンドオピニオンというかたちで当院を受診しました。足壊疽発症から33日目より治療開始となりました。

201X年6月7日初診時、右第4、5趾先端部の壊死性潰瘍を形成しており、足底全体に網状皮疹、Blue toeの症状を認めます。

プロセスレコードによる検討

　プロセスレコードから支援のポイント考えていきます。

● 患者と家族

- 痛みについて、夜間と透析中に特に強く耐えがたい痛みが続いている。
- 切断しか治療方法はないのか、切断することが不安、歩けなくなってしまう。死んでしまうのでは。
- カテーテル治療をせっかくしたのに、こんなことになってしまった。

● 家族

- 現在治療中の形成外科では「治らないから切るしかない。」と言われた。ここへの紹介状もなかなか準備してもらえず悔しい思いをしてきた。
- 藁をもすがる思いで今日ここに来た。

> ◯ **ケアのポイント**
> - 効果的な鎮痛薬の使用方法として、内服のタイミングや鎮痛薬の組み合わせを検討
> - 処置時の疼痛軽減として、ドレッシング選択やテープ固定方法の工夫や外用薬剤の種類の検討
> - 具体的にできるだけわかりやすく、入院後の検査や治療について説明する必要がある
> - 血管内治療における合併症であること、治療そのものは必要であったことを理解していただくことが大切
> - 治療方法の説明にとどめ、過度の期待をさせてはいけない

疼痛の軽減

　CCEは強い疼痛を訴えることが多く、夜間の不眠や透析中の耐えがたい疼痛により、不眠や食思不振による栄養不良などを起こしてしまうこともあります。疼痛のアセスメントは非常に重要です。1種類での薬剤で鎮痛できない症例では、鎮痛薬の種類や組み合わせなども検討します。

　毎回の処置により疼痛が増強し苦痛を伴うようであれば、処置方法を見直します。

> ◯ **患者支援・教育のポイント**
> - ドレッシング方法の検討

　本症例では、ドレッシング方法について検討しました。自宅ケア教育では、患者さんや家族などが実際に処置を行うとき、迷ったりわからないといったことがないように、視覚的な教育媒体として処置カードを使用し説明していきます。

自宅ケア教育で実際に使用している処置カード

毎日必ず、傷は泡で洗浄して、シャワーで洗い流してください。

❶フィブラストスプレーを4、5足指に噴霧してください。30秒以上おいてください。

❷ゲーベンクリームを薄く傷全体に塗ってください。綿棒などを使用するといいです。

❸傷の上全体に薄く塗り3番目の指にもゲーベンを塗ってください。

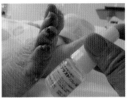
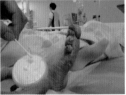
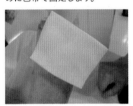

❹指の間にガーゼを挟みます。

❺サージットを指にふわっと包み込むように貼ります。

❻ガーゼを上からかぶせ、ゆるめに包帯で固定します。

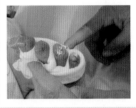
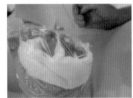
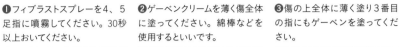

手順②③
使用量を教育したいときなど、画像を使用することでより明確に教育することが可能となります。滲出液が少なく、乾燥しやすい潰瘍面を浸軟させず湿潤環境で管理をする必要があります。

手順④⑤
ガーゼでしっかり足趾の間隔を開けるようにし、フィルム材で包み込むようにし、カバードレッシングとして使用しました。フィルム材の使用はしていますが、直接肌に貼用せずガーゼ側にのみ貼用しています。そのため外れやすいので、ガーゼを最上部に当てゆるめの包帯で固定しました。

PART 6

症例から学ぶフットケアの実際

思いの変換

　プロセスレコードでは、血管内治療について初診時より否定的な言動がみられていました。今回のCCEは血管内治療を契機としていたため、足の壊疽で切ることにならないようにカテーテル治療を受けたのに、との思いが強かったためと思われます。

　しかし、透析患者の下肢閉塞性動脈硬化症による再狭窄率はとても高く、今後も同様の血管内治療が予想されます。今後も必要なときに血管内治療を受けていただくには、看護師としてどのようにはたらきかけていけばよいのでしょうか？

　このように医療者の思いと、患者さんの思いの相違である部分について、血管内治療でのカテーテルは必要な治療だったんだという思いに変換していくことが必要です。

　ナラティブでは同化や解消という言葉で表しますが、ここでの場面では、思いを変換させていくことが目的ですので同化させるということでいいでしょう。

　CCEは、カテーテルなどの治療を契機に発症することがあり、CCEによる足趾潰瘍の形成や疼痛の出現などで病状が受容できないまま進行していくことがあります。こうした経過では、まずしっかり患者さんの思いを受け止めていくことが大切ですので、心に寄り添う看護が重要だと思います。

CCEの診断と治療

診断にはまず皮膚の観察が大切です。Blue toe（足趾の塞栓症による疼痛とチアノーゼ）、網状皮疹が重要なサインです[1]。

●CCEの病態と病理所見

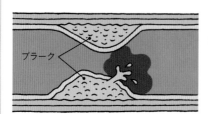

プラーク

動脈の内側にあるプラークが破れ、プラークの中にあるコレステロール結晶が飛ぶことで末梢の小動脈を閉塞させる。

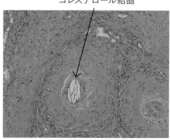

コレステロール結晶

小動脈をコレステロール結晶が閉塞している所見。

また確定診断では皮膚生検を用います。好酸球増多、CRP、赤沈の上昇がみられます。

治療では、微小塞栓後に免疫反応障害が起こることから、ステロイド療法が効果があります。LDLアフェレシスではその作用機序による、微小循環の改善、血管拡張物質の産生亢進、免疫調整、抗炎症作用といった効果があります。

有効性については不十分であり研究の継続がまだ必要との報告[2]があります。当施設では、CCEにおけるステロイド＋LDLアフェレシスにより治癒症例の経験があり、期待できる治療であると考えます。

▶LDLアフェレシス→p.132

（愛甲美穂）

参考文献

1）Scolari F, Ravani P. Atheroembolic renal disease. *Lancet* 2010; 375: 1650-1660.
2）Scolari F , Ravani P, Pola A, et al. Predictors of renal and patient outcomes in atheroembolic renal disease: a prospective study. *J Am Soc Nephrol* 2003; 14: 1584-1590.

糖尿病末梢神経障害を有する
透析患者への壊疽性潰瘍の看護

＜概要＞

糖尿病を有する透析患者の潰瘍管理では、糖尿病末梢神経障害や虚血の存在下では下肢に潰瘍・壊疽を合併すると、易感染性や創傷治癒遅延の結果、難治性となり下肢切断に至る場合も多く、生命予後をも左右する[1]といわれています。

この症例は、糖尿病末梢神経障害（両側の足先のしびれや疼痛、冷感、知覚鈍麻など）による潰瘍発見の遅れから両足第1趾（末節骨＋基節骨の一部）、第2趾（基節骨）壊疽へ悪化し、足趾切断となった患者さんです。200X年に糖尿病の診断を受けましたが、わずか2～3か月で受診を自己中断し、当時勤めていた会社の健診も中断し、糖尿病の診断から15年後の201X年、糖尿病腎症を原疾患とした末期腎不全と診断を受け、緊急的に透析導入となりました。

透析を導入し間もなかったため、自己体重管理が悪く、ドライウェイトの設定に難渋した経緯もありました。外来維持透析となり、日々の透析看護師の継続的な介入により、患者さんとの間に信頼関係が形成され、自己管理の必要性を理解することができ、潰瘍の閉創、治癒という結果を得ることができました。

PART
6

症例から学ぶフットケアの実際

患者背景

64歳　男性

原疾患	糖尿病腎症
既往歴	糖尿病（200X年～）、大動脈弁狭窄症、下肢閉塞性動脈硬化症、洞不全症候群、 慢性腎不全、ネフローゼ症候群、中心静脈カテーテル感染症、右第1・2趾壊死、左第2趾壊死
喫煙歴	40本/日×30年
飲酒歴	30歳代半ばに禁酒

＊現在配偶者との生体腎移植を検討中

経過と支援のポイント

経過①

　201X年4月、両足趾に病変が発見されました。左第2趾に骨露出に至る潰瘍を認めたため、循環器科にて両下肢の末梢血管治療（EVT）を施行しました。

右足
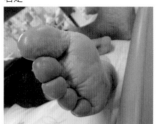

左足
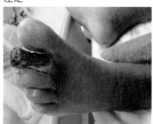

外用薬剤はポビドンヨードゲルを使用、LDLアフェレシス治療★も併用して開始しました。

▶EVT→p.110

★LDLアフェレシス治療
　末梢血管障害に対するこの治療の有効性を証明した無作為比較試験は見当たりませんが、これまでに得られた報告では、赤血球変形能改善、一酸化窒素（NO）やブラジキニン増加、単球上での接着因子減少、内皮由来血管拡張因子の増加などがみられるといわれています[1]。

▶LDLアフェレシス治療→p.132

○ **患者支援・教育のポイント**
- 自宅でも毎日足を観察しましょう。
- 毎日足を洗い、清潔に保ちましょう。
- 常に靴下★を履くようにしましょう。

★靴下のサイズは少し大きめのものを使用します。
　履き口の締めつけがきついものでは血流の妨げになってしまうので注意が必要です。

経過②

　5月中旬、発熱を認めたためLDLアフェレシス治療は中断、潰瘍部からの菌血症と診断され入院になりました。退院後も手術に至るまでポビドンヨードゲルでの処置を継続しました。

右足
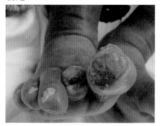

左足
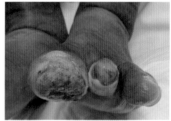

○ **患者支援・教育のポイント**
- 爪を切る際は、皮膚を傷つけないように注意しましょう。難しい場合は無理に切らずにスタッフに声をかけるように教育しましょう。

○ **ケアのポイント**
- 毎日足の観察を行い、感染徴候（発赤、腫脹、熱感、疼痛）★を見逃さないようにしましょう。

★感染徴候の早期発見が、重症化を予防する鍵！

7月に両足第1趾（末節骨＋基節骨の一部）、第2趾（基節骨）壊疽に対し、形成外科にて断端形成術が施行されました。その後外用薬剤はブクラデシンナトリウム＋精製白糖・ポビドンヨード軟膏に変更になりました。

両足趾切断後より免荷サンダルの装着を開始しました。

9月、潰瘍は上皮化し、感染徴候も見られず形成外科では経過観察となりました。

右足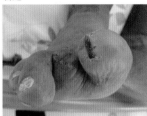

左足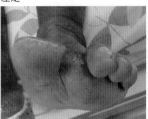

12月、創部保護のため義肢装具士の介入にて革靴型の装具が完成しました。

翌年1月、角化していた右第1趾に悪臭と排膿を認め、再びブクラデシンナトリウム＋精製白糖・ポビドンヨード軟膏での処置が再開となりました。

患者支援・教育のポイント

● 足趾の治癒の状況に応じて、適切な装具の装着が必要です。装具を使用する際には靴下の着用を忘れないように声掛けをしましょう。

ケアのポイント

● 角化していても油断は禁物！　角化の下に膿瘍が形成され再燃することがあります。角化後も感染徴候の有無の観察は継続しましょう。

PART 6

症例から学ぶフットケアの実際

体重管理と血圧管理に注意！

糖尿病透析患者さんにおいて、低血圧は透析中の最も多い合併症といわれています。血管への充填に不相応な過度の限外濾過、血管収縮や自律神経機能の障害、浸透圧勾配、食事摂取、心臓予備機能の低下、心臓拡張障害、降圧薬の使用などさまざまな要因が影響します[2]。血圧の低下は循環血液量を減少させ、下肢の血流にも影響を与えます。

翌年4月、潰瘍部は治癒しました。靴型装具は治癒した現在も装着できています。過度な体重増加もなくなり、透析中に血圧低下することなく維持透析を行えています。

右足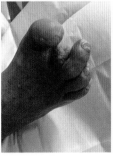

左足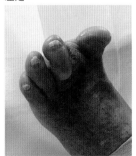

⚪ **患者支援・教育のポイント**
- 潰瘍の有無にかかわらず、足の観察は毎日続けましょう。
- スキントラブル予防のため、保湿ケアを行いましょう。

⚪ **ケアのポイント**
- 趾先に負荷のかかるつま先立ちやぶつけるなどは避けるように注意点を教育しましょう。

下肢血流の評価

　足趾の壊疽の発見から、治癒に至るまでの経過をABI（ankle brachial pressure index：足関節／上腕血圧比）、TBI（toe brachial pressure index：足趾上腕血圧比）で振り返ると、20XX年5月菌血症で入院時ABI右1.24、左1.23、TBI右0.30、左測定できず。7月切断術後ABI右0.82、左1.12、TBI右0.30、左0.45。翌年4月ABI右1.16、左1.14、TBI右0.36、左0.81に改善しました。

▶**ABI→p.58／TBI→p.59**

Case4 のまとめ

　　必要な支援を提供するうえで重要なのは、患者さんと信頼関係を形成することです。「患者−看護師の関係」は、潰瘍治癒へのアプローチに大きく影響します。

　　精神看護においては、まず「患者に援助を受け入れてもらえるようになる段階」の看護が必要[2]になるといわれています。今回の症例では、緊急的な透析導入とそれに伴う新たな生活への負担、例えば社会的役割の変化や食事・体重管理を強いられるような医療者からの介入などから強い心理社会的ストレス下にあったと考えられます。このような状態では、援助を受け入れてもらえる段階ではありません。

　　患者さんとの信頼関係の形成は、ストレスの緩和につながるだけでなく、患者さんの協力も得られ、看護援助もしやすくなります。透析看護師として外来維持透析という週の半分を共に過ごすなかで患者さんの背景を理解し、状況をアセスメントし、支援を通して必要な状況を提供することで患者さんと信頼関係を形成することができたのだと考えます。それにより、患者さん本人が処置の必要性を理解しセルフケア行動を変容したことも、治癒に至った要因の1つだと思います。

（古田直幹）

引用文献

1) 小林修三：LDLアフェレーシス．市岡滋，寺師浩人編，足の創傷をいかに治すか―糖尿病フットケア・Limb Salvageへのチーム医療―，克誠堂出版，東京，2012：210-212.
2) 山本勝則：信頼関係の大切さ．山本勝則，藤井博英編，根拠がわかる　精神看護技術，メヂカルフレンド社，東京，2013：41.

参考文献

3) 井倉和紀：PAD予防のための方策（2）透析患者の糖尿病管理―PAD発症を遅らせるために．臨床透析（6月増刊号）2015；31（7）：39.
4) 横山啓太郎：透析中に見られる合併症　透析困難症．透析療法合同専門委員会編集委員会編，血液浄化療法ハンドブック，協同医書出版社，東京，2018：250.

透析患者の足を守る
透析治療×全身管理×フットケア

2020年12月13日　第1版第1刷発行
監　修　小林　修三
編　著　日髙　寿美、愛甲　美穂
発行者　有賀　洋文
発行所　株式会社　照林社
〒112-0002
東京都文京区小石川2丁目3-23
電話　03-3815-4921(編集)
　　　03-5689-7377(営業)
http://www.shorinsha.co.jp/
印刷所　共同印刷株式会社

検印省略（定価はカバーに表示してあります）
ISBN978-4-7965-2528-2